医道宗源

一

吴作智◎著

中医精准诊疗的
计算与谋势

U0189261

中国科学技术出版社

·北京·

图书在版编目（CIP）数据

医道宗源. 一, 中医精准诊疗的计算与谋势 / 吴作智著. — 北京：中国科学技术出版社, 2019.1（2021.5重印）

ISBN 978-7-5046-8127-0

Ⅰ.①医… Ⅱ.①吴… Ⅲ.①中医临床—研究 Ⅳ.①R24

中国版本图书馆CIP数据核字（2017）第198501号

策划编辑	焦健姿　韩　翔
责任编辑	黄维佳
装帧设计	长天印艺
责任校对	龚利霞
责任印制	李晓霖

出　　版	中国科学技术出版社
发　　行	中国科学技术出版社有限公司发行部
地　　址	北京市海淀区中关村南大街16号
邮　　编	100081
发行电话	010–62173865
传　　真	010–62179148
网　　址	http://www.cspbooks.com.cn

开　　本	710mm×1000mm　1/16
字　　数	232千字
印　　张	15
版　　次	2019年1月第1版
印　　次	2021年5月第2次印刷
印　　刷	天津翔远印刷有限公司
书　　号	ISBN 978–7–5046–8127–0 / R·2299
定　　价	35.00元

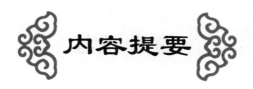

内容提要

　　《医道宗源》系列是一套尽量深挖中医基础理论，并且把这些理论运用于临床，用以反思、总结及印证经典理论，梳理当前中医理论体系得失的探讨系列。

　　本书是《医道宗源》系列的第一部，首先通过论述最基础的四诊之一的切脉，将汉唐医学体系中的用法和大家今天常用的切脉理论做一个简单的比对，让读者对其中的差异和得失一目了然。然后，通过对汉唐中医理论架构中人体消化和吸收系统与今天常用的人体消化吸收体系比对，让读者直观地看到两者的异同。书中不仅包含理论上的比对和梳理，同时还论述了相关理论在临床实战中的应用，以期向读者展现汉唐中医理论架构的严密性和实用性。

　　编者将汉唐医学架构重新梳理，希望能引起读者对现代中医理论体系中已经忽略或者缺失的内容的重视。希望这本书能够给大家展现一个不一样的理法深度、一个不一样的汉唐中医理论架构，让我们一起来领略祖先智慧的辉煌。

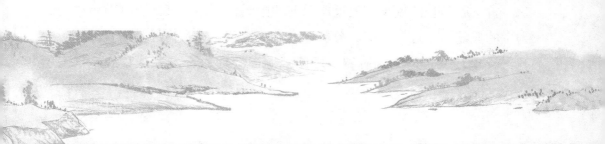

前 言

我不是医生，只是一个逆旅的闲人。

学的是老庄，混的是清闲，玩的是空灵寂照，得的是一事无成。

那一年，读到"为人子女，不识医者为不孝；为人父母，不识医者为不慈"这句，突有感触，遂留心医道，一路折腾，不知不觉已有30年了。

思越深，学越深，畏惧越深。

真正明了阴阳，自然会畏惧因果。因果，不是迷信的那个因果，而是"前因后果"，仅此而已。

千般病疾，皆是自惹。因果报应，饶得谁去？

以酒为浆，以妄为常。贪寒就冷，岂能无恙？

欲妄不已，亏耗积年。形枯神损，怎求万全？

码字，著书，还果报为医道正源。

我欠她的，还她而已。这就是写本书的初衷。

本书定名《医道宗源》，顾名思义，就是讨论"医道"的东西。这点和目前市面上的主流中医类书籍不同。我们这里没多少"方技"的东西，主要是说"理"和"法"的。市面上的中医书籍，说"方"与"药"的汗牛充栋，而真正能把"理""法"说得很通透的太少。

其实，《医道宗源》是同名的两套书。一套是古文版的，一套就是这个古文解读版的。

古文版是把能搜集到的汉唐以前的中医典籍，尤其是以《黄帝内经》为主的典籍，校订、拆解、分类、合并，按照《黄帝内经》所言的"上古圣人，论理人形，列别脏腑，端络经脉，会通六合，各从其经，气穴所发，各有处名，溪谷属骨，皆有所起，分部逆从，各有条理，四时阴阳，尽有经纪，外内之应，皆有表里"的顺序，分别整理出如下十卷：第一卷《论理人形》、第二卷《列别脏腑》、第三卷《端络经脉》、第四卷《会通六合》、第五卷《医之道》、第六卷《病因》、第七卷《论治》、第八卷《四诊精微》、第九卷《针道》以及第十卷《诸病》。全书近30万字，填补了世传本《黄帝内经》的很多缺损处，也修订了一些错讹之处。

可惜由于原文过于古奥，而且很多内容需要有修行的根基才能领会，所以一般学者很难读通。所以成书之后，除了自家教学后辈用，基本束之高阁了。日前有武当道家行世者来访求，遂取赠予。其盘桓解读多日，如获至宝，珍携而去。医道本就传自于道家，若能再回传道门，也是幸事。

本书这个系列，就是尽量用白话文解读和运用这些医道经典。这其中有许多本人习医以来的实战经验和感悟。所谓的"宗源"，就是以汉唐以前的医学典籍为根基和本原。笔者撰写本书，立足于《黄帝内经》《伤寒杂病论》讲求"实证"，不敢夹带半点私货，更不敢自造什么理论，力求纯粹地从最基础之处解读经典和运用经典。

前面提到了发愿写这个白话解的《医道宗源》，就是还债，不针对任何个人和团体。

如果尊驾觉得值得一读，则不妨看看。

如果觉得不值一晒，则不妨合上。

去留两便，聚散随缘。

吴作智

于新安草庐

040　　**第三篇　基准参照点**

　　师曰：知常达变。简单来说，就是要知道什么是"常态"，才能明白什么是"变态""变化"。"常"是"变"的参照物。对于病人来说，"生病"就是"变"，"没生病"就是"常"。所以要想准确地认识"生病"，首先要知道什么是"不病"，只有准确认识了"参照物"才能有所比较。

086　　**第四篇　基础的综合运用**

　　中医是非常严谨的，中医理论都是可以数据化细分并加以计算的。望色、脉象、病势、组方、用药、服药、转归、养摄……但凡动手处，莫不可计算。病有势，脉有势。脉势，可查病势。所谓"势"，强弱，衰盛也。通过对病人脉象的把握可以清晰察别病邪的所在及发展趋势。

128 第五篇　天生天杀的旋律

天生万物，亦杀万物。从而完成一消一长，均平阴阳。老天牧养万物再残杀万物，用生死轮回成就阴阳消长。所以说，天生天杀，物之常也。四时之邪过极则能摧毁人体根本，故人应尽量规避害生。

159 第六篇　看不见的"经层"

《伤寒论》把人体从外到内划分为"六层"，分别是"太阳经层""阳明经层""少阳经层""少阴经层""太阴经层""厥阴经层"，这六个经层之间相互交通、沟通和融合。每个"经层"都是一个小的、相对独立的基础架构，人体就是由这些"经层"共同搭建，共同协作完成的一个大的架构。

231 后记

第一篇 不一样的汉唐古韵

> 中医基础理论是用来指导实战的。不能用于实战的理论是没有任何价值的。现在的中医学虽然有很多的中医基础理论，却难以运用于临床。这是什么原因呢？不知道大家有没有考虑过。其实，原因很简单。没有真正找到"源头"。

也许绝大多数中医人看到这里都会产生非常抵触的情绪，这很正常。

今天我们坦诚地讨论这些东西，只是想为"中医"自身做一个诊断，查一查问题的所在。而不是为了"打嘴仗"。如果愿意，不妨看下去。

总体来说，明清以后的中医理论体系已经和汉唐时期的中医理论体系有了很大差异。限于篇幅，这里先谈一下本书涉及的几处不同。

1. 汉唐时期对脉学的理解和运用。

2. 汉唐时期对人体消化吸收的理解。

3. 汉唐时期对"风"的理解。

4. 汉唐时期对人体结构的认识，例如经层、腠理、三焦等。

总之，中医理论体系自宋以后，尤其是明清至今，很多东西都已严重扭曲或残损，这些基础性的东西便很值得我们去深挖和厘清。因此在本书中，我们先讨论这些内容，其他的不同我们会在之后的书籍中陆续梳理。

汉唐时期对脉学理解和运用是不同的

传统中医离不开"四诊"。那我们就先从这个最基础的"四诊"中随便挑一点东西出来看看吧。

在《素问·阴阳应象大论》中有这样一句话："善诊者，察色按脉，先别阴阳。"想来读过《黄帝内经》的朋友们应该都不会陌生吧？但是大家都做到了吗？恐怕未必。这句话包罗了太多东西。

"察色按脉"，当然就是指"察色"和"按脉"。色、脉的内容非常丰富，我们就从这个里面，挑一个最基础的、"起手式"的东西——切脉来说说，大家看看有什么不一样的地方。

切脉中"寸口脉的三部九候"相信只要是个中医人都不会陌生，然而就是这个最基础的、每天伸手就要用到的基础知识点，大家真的掌握了吗？

 寸口脉的"三部九候"

三部九候的基础定位和划分

"三部"就是三个部位，在《黄帝内经》中这个"三部"分为"大三部""中三部"和"小三部"（具体内容参看后文）。但大家现在用得最多的是"小三部"。

"小三部"就是"寸口脉"。所以我们重点讲一下"寸口脉"的"三部九候"。另外的"大三部"和"中三部"在以后扩展学习的时候再进行论述，这些内容也是非常实用的。

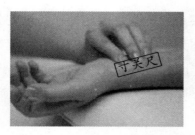

大三部 中三部 小三部

寸口的三部
高骨为关 中指下
关上9分 为寸
关下1寸 为尺

三部九候（寸口）

上图是一张切脉的图片，也就是现在常用的"切寸口脉"。可以看到，三个手指的部位就是寸口的"三部"。寸口的"三部"是怎么定位的呢？通常我们以"高骨"之下即中指切按的部位为"关"，"关"上九分为"寸"，"关"下一寸为"尺"，这就是寸口的三部，根据这个我们就可以准确定义出"寸关尺"的部位。

大家注意，这里的"寸"是指"同身寸"。"同身寸"就是以病人大指第一节最宽的宽度为此人的一寸。不同的人的"一寸"是不完全相同的。

持脉的定位以及穴位的定位用的都是同身寸。这个同身寸还有一个取法，就是弯曲中指，以大拇指压住弯曲的中指第一节，从侧面看，中指第二节前后形成了两个压缝，这两个压缝的顶点连线的长度，就是这个人"同身寸"的长度。这个长度和大拇指最宽部位的宽度一般是相等的。

下面来了解一下"九候"。

什么是"九候"？

大家先来看一下寸口脉"寸关尺三部"，这三部我们是在"轴向"即寸口脉血管循行的方向上划分的。

径向↓浮中沉	寸	关	尺	
	1	1	1	←轴向（血管循行方向）
	2	2	2	每个部分3层（即3候）
	3	3	3	三部 合为9候

三部九候（寸口）

下面再看一下"径向"，事实上，中医学把这种径向也划分为三层，最上面一层称为"浮"，第二层称为"中"，第三层称为"沉"，每一个"部"都分出了三层，这样就把寸口的三部划分成了九个小块，这就是"九候"。当然，这只是寸口的"九候"。

三部九候的基础应用（一）

前面介绍了"三部九候"在"寸口"的基本定位和划分，下面我们再来看一下"三部九候"的基础应用。

说到"三部九候"的应用，大家可能会很熟悉。左寸定的是心、左关定的肝、左尺定的肾阴；右寸定的肺、右关定的脾、右尺定的命门（肾阳），这些基本是从明清以后，大家学脉的一个起手的知识点。

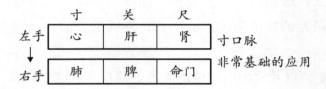

三部九候（寸口）（应用）

而在汉唐时期，"三部九候"的应用比这个复杂得多，也好用得多。

下面我们就来看一下在汉唐时期，"三部九候"是怎么用的。

先来看一个《伤寒论》中的条文："太阳病，未已发热，或未发热，必恶寒，呕逆，脉阴阳俱紧者，名曰伤寒。"

这一条相信大家都非常熟悉，但不知道大家有没有注意过"脉阴阳俱紧"这几个字？

这种脉的表现中藏着非常丰富的内容，我们先将它拆分看一下。

要理解"脉阴阳俱紧"，首先需要知道什么是阴阳，阴阳在这里有几个方面的表现。

(1) 以左右分阴阳（右手为阳、左手为阴，以左右手分阴阳）。

(2) 以尺寸分阴阳（寸为阳，尺为阴）。

(3) 以浮沉分阴阳（浮为阳，沉为阴）。

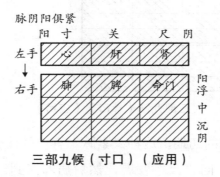

三部九候（寸口）（应用）

那么，大家就会思考这些话的意思。

(1) 以左右分阴阳，这个人不仅"右手"寸关尺是紧的，"左手"寸关尺三部也是紧的，也就是两手寸关尺的脉同时表现为"紧脉"。

(2) 以尺寸分阴阳，则从"寸"的部位到"尺"的部位也都是紧的。

(3) 以浮沉分阴阳，则浮中沉这三部，轻取沉取同样都是"紧脉"。

综上所述，这究竟是一个什么样的表现呢？

是浮也紧、沉也紧、中部也紧；前也紧、后也紧、中部也紧；左也紧、右也紧。这就是所谓的"脉阴阳俱紧"。仲景在这句话里面，并没有拆分出"寸"为何脏，"关"为何脏，"尺"为何脏。都没有，它就是一个大势。

所以我们在分析这个问题的时候，就不能按照明清的思路来解释。不能说这个人受寒了，左手（寸）为心，心脉紧是不是心受寒了，关脉紧是不是肝脉也受寒了，是不是同时肺也受寒、脾也受寒了？不是那么回事，它从前到后就是一个大势，从前到后都是紧，这种情况在临床上非常常见。

那么这种脉象在哪些时候最常见？

风寒外感。

在风寒外感的时候，这种"左右脉俱紧"的情况最明显。

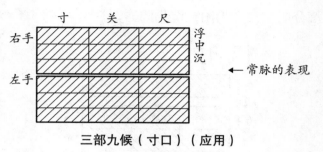

三部九候（寸口）（应用）

在风寒外感发病的初期，这种"紧脉"有一种什么表现呢？

会先从右"寸"向"尺"发展，然后病邪深到一种程度，再开始向"左手脉"入侵。当左手也开始紧的时候，病势已经比较重了。这个过程发展其实是非常快的。而这种"重"并不是发病的"程度"。

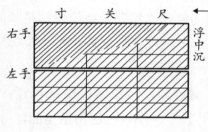

← 风寒入侵的初期紧脉的表现

发病初起，脉紧。外感风寒之邪的时候，最先反应的是右寸，然后向里推进。

病势较重（不是发病的程度），脉象就会表现出入里的表现，脉象紧的程度，也会随之加重加强。这个时候，我们就说病势发展的方向是从表入里

三部九候（寸口）（应用）

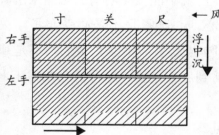

← 风寒入侵的发展期紧脉的表现

发病初起，脉紧。外感风寒之邪的时候，最先反应的是右寸，然后向里推进。

病势较重（不是发病的程度），脉象就会表现出入里的表现，脉象紧的程度，也会随之加重加强。这个时候，我们就说病势发展的方向是从表入里

三部九候（寸口）（应用）

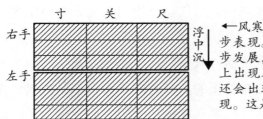

←风寒入侵的发展期紧脉的进一步表现。同时，随着寒邪的进一步发展，脉象不仅会在这种轴向上出现入侵向里的表现；同时，还会出现脉象径向出现紧细的表现。这是寒性收引的表现

三部九候（寸口）（应用）

上文说过，"右寸"主肺主表，当外感受邪的时候，最先反应的就是"右寸"，寸脉开始变紧，并以很快的速度向里推进。所以在取脉的时候，有时候能出现右手脉比左手紧的情况。左手虽然也紧，但左手紧的程度会比右手稍微弱一些，也有的时候左右的脉一样的紧。这就是病势发展的方向了，即病势在"从表入里"。那么这个"里"是什么？"里"是"阴"的部分，没有特定，越是入里，脉越紧。当然，随着病势的发展、传经的参与、入里的程度以及病程迁延，都会导致紧脉被隐藏起来。这种情况在临床上也十分常见。

同样，在病邪衰退的时候，也能感受到这种势态的变化。

当病邪开始衰退的时候，比如说用麻黄汤、葛根汤发汗散邪以后，病邪会随着势的衰减，最先出现左手紧脉消退。与此同时，右尺部也在消退，然后右手脉整体紧脉的脉势在减弱，即当邪势衰减，邪势所定义的紧脉"紧的程度"也会随着衰减。比如说原来十分的紧，会变成三分、二分的紧。紧脉还存在则表示他是有病"邪"的，但是病邪已经变得很少了，邪势也会随之往后慢慢溃退。

随着药力的持续，最终会出现尺脉（紧）完全消退的情况，

那么这种脉象在哪些时候最容易观察到呢？

外感发热，而且是太阳郁热，这个时候最容易观察到这种势的变化。大家今后有时间有机会一定要好好去体会一下。

举这个例子，就是想告诉大家不要一看到脉象就是寸关尺，就是心肝

肾肺脾命。至少在仲景的《伤寒论》时代，脉诊的关注点是整个大势，是阴阳。

下面我们再来看看前面所说的"入里"。

前面也说了，"里"是没有特指的，凡是向里深入都是入里。那么右寸脉的入里是到哪里了呢？往往只是从腠理往太阳方向更深入了一步。所以，不要一看"入里"就直接跟脏腑联系，以为进入脏腑了，事实并非如此，只要从外向里走都是入里。

当然，有"入里"就会有"出表"。

出表怎样在脉象上有所表现呢？也是一个大势。

下面举一个例子来说明上文所提的大势的应用，这是一个临床案例观察。

【案例1】前几天，一个广州朋友家的小孩感冒，发热。因为这个朋友没学过中医的脉学，所以只能根据症状来用药，病势得以控制，但是发热却并没有完全消退。问我为什么会这样。我便让他观察孩子脉势的变化。他反馈说，左手脉已经基本平复，右尺在减弱。大约90min后，反馈说右关也开始减弱，不像前面那么紧数（促）了。过了2h，脉象又开始出现紧的趋势，我让他跟进用药。随着继续用药，几小时之后，小孩的右关、右尺基本平复，右寸近心端开始柔和，远心端大约还有1/4的区间是紧数（促）的。孩子的体温已经正常了。

此案难度：0.5～1.5级。

这个案例大家要关注的是什么？

不是怎么用药，也不是这个案子成功与否，而是关注"脉势"的变化。

这种脉势的变化十分明显，普通人也能查知。他这个案子，最典型的表现就是"邪势"在从"尺"向"寸"方向的衰退。

通过这个案子我们可以看到，脉象在很多时候表现出的是"病势"的发展变化。而明清以后的脉诊太过侧重"病位"的确定，而忽略了这种"病势"上的把握。现在的中医沿袭明清医学传统，一看"三部九候"就对应到心、肝、肾、肺、脾、命，最后就走到"病位"分析上去了，对

"病势"的把握非常不足。所以，大家在以后学习汉唐医学的时候，一定要注意加强对势的把握。

三部九候的基础应用（二）

下面来讲一讲"三部九候"的基础应用（二），还是这张图。

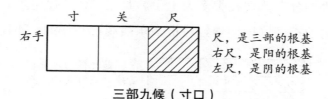

三部九候（寸口）

在寸关尺三部中，尺部是三部的根基。其中右尺是"阳"的根基，右尺不足说明此人的阳气不足，阳气出自于肾阳；左尺是"阴"的根基，左尺不足，表明此人的阴气不足，阴的不足表现在肾阴不足。肾阴是什么？是人体的大水库。肾阴不足好比大水库的蓄水量不足，会影响到下游各个末梢的阴的不足。

现在我们把这一个寸关尺三部的图竖起来，尺部在下就像一棵大树的根，寸关就像枝叶，如果根基不足，枝叶也会相应不足。这就是常。

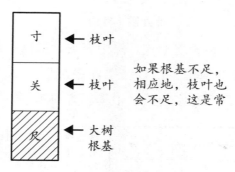

三部九候（寸口）

如果根基不足而枝叶茂盛，是什么原因呢？

根基不足，枝叶却脉势充盈，这并不是正常现象。它表明此人根基不固，有向上离散的表现，这种情况无法持久。所以见到这种根基不足，向上离散的情况，我们需要固守根基；把向上离散的收潜回来。所以，一方面用"补"，补亏损的尺；一方面"潜"，潜离散之阳。

这是从脉势上看三部的根基和枝叶，并没有去强调寸是谁、关是谁、尺是谁，就是一个"大势"。而这个"大势"的表现通常非常直观、非常明朗，之后要用到的才是细分寸是谁、关是谁，即第一步就取"大势"，第二步才是"细分"。现在很多人上手就是第二步"细分"，而少了第一步"大势"的把控，这样便导致对很多东西观察不仔细、不明白了。

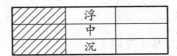

沉，是九候的根基。反映对应脏腑的充盈表现

三部九候（寸口）

现在我们再看一看"九候"在大势中的表现。

大家先来看浮中沉，"沉"是"九候"的根基，"沉"这一部足不足，能直接反映出对应脏腑的实际情况即脏腑的气机充盈程度。所以，在"九候"中，"沉"是根基，"浮"和"中"是枝叶。

	浮	
	中	
	沉	

不足，则反映对应的这个脏腑的脏气不足

三部九候（寸口）

大家再来看上图这种表现形式，浮中充盈，沉部不足。沉部不足和三部中尺部不足是一样的道理。所以在"浮中沉"三部里面，沉部一定要盛、要充实。如果沉部不充实的话，根基就有问题了。

	浮	
	中	
	沉	

根基有，上面的枝叶明显不足，这个也是短脉的一种形式

三部九候（寸口）

那么上图这种情况又表示什么呢？如图可见中、沉部充实，浮部虚。沉部充实，中部也充实，但是在浮部表现得明显不足，这意味着根基有，但是枝叶不足，这种情况也是短脉的一种表现形式。短脉有两种，这一种

是向上不足的短，另一种是向前或向后不足的短。那么遇到这种情况应该怎么办？该人身体根基不错，所以运用适当的补益手段稍微升提一下气血即可解决。

大家可以看到在上述情况中，我们也没有涉及"寸关尺"的"对应"问题，只是"取势"而已。

那么，还需不需要区分"寸关尺"呢？

当然需要。没有寸关尺，就没有办法去"细分"究竟是哪个部位的问题。

所以，在辨清脉势后，我们需要做第二步"细分"。

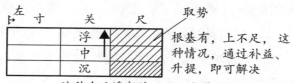

这种左尺浮部的不足，也是该脏腑的不足

如上图的左手脉象，大家可以很明显地看到左手浮部不足，尺浮部不足，沉部还是有根基的。这种浮部的不足也就是该脏腑不足的表现形式。它和沉部不足都定义为脏腑不足。不过是沉部不足更严重，浮部不足表示开始出现这种趋势。这就是九候之中"浮中沉"在脉势中的表现及意义。

下面再用一个案例来分析"三部九候"在实战中是如何应用的。

【案例2】病人83岁，主诉：腿脚不灵活，杖行；夜尿频多，每晚至少8次。

此案难度：4.5级。

上述这种情况在老年人之中经常出现。在这个案子里面，我们使用一种比较紧实的线条来表现"紧脉"，用一种比较充实密集的形式来表现"紧"的形式和程度。

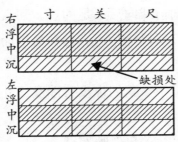

1. 疏密程度，表示脉象的充盈情况
2. 图中紧密的黑线表示紧脉的强弱和程度

我们来依次分析：右尺部的浮部和中部都比较紧实，而沉部不足，他寸关尺三部的沉部都是不足的。我们需要重视这种情况，三部"沉"部都不足说明此人的脏腑根基不足了，上面右手三部都出现大面积的"紧脉"，右手尺、关、寸都有比较重的"紧"的表现，说明此人受寒了。那么，这个寒是从哪里来的呢？这个问题我们暂时放下不表。

刚才看的是右尺，现在再看看左尺。左手三部脉寸关尺，只有中间一部分有紧脉。说明这个人是外感受寒。而这么严重的"紧"象，说明此人受寒程度比较重。

这种情况大家都知道可以用"麻黄汤、葛根汤、小青龙汤"之类的方子去宣发太阳、腠理，以散寒邪。

对吗？对的。

对吗？错的。

说"对的"，是因为在一般情况下，这样处理是正确的。

那么为什么又说是"错的"？

大家注意看看这里三部脉的"沉部"都不足，说明此人的"脏腑根基"不足，这个不足就制约"宣发"的使用，即此人此时是不可以运用"宣发"之法的。一旦宣发，则此人的根基可能就一下子都没了，这个人就完了。所以，这里虽然有"紧脉"、受寒的表现，却不能急于"宣发"。

因此我们在发现病人脏腑根基不足的时候，一定要谨慎使用"宣发"药物。

现在再来看一下关部的图,此人脉象在右关浮部有明显的下陷,这说明患者的脾气不足。这种情况比较麻烦,上下均有不足。大家都知道"脾为后天之本",脾一旦不足以后,它的运化能力就会降低;运化能力下降就会导致脾胃转化精微的能力不足;它转化精微的能力不足又会导致什么呢?《黄帝内经》言"脾为孤脏以溉四傍",就是说脾还要向其他的四脏提供能量。所以当脾出现长期不足时就会导致其他四脏也随之出现不足。因此,脾非常重要。

我们再看一下病人的"右寸"。这个右寸也有问题,一是我们看它"寸关尺"的方向上有不足,二是在"浮中沉"的方向上也有不足。所以他的右寸亏虚比较严重,同时又存在非常明显的"紧脉",而且"沉部"也表现出严重不足,作为一个83岁的老人来说,出现这些不足是可以理解的,但正是这样的不足决定了我们用药需要十分谨慎。

下面再来看一下病人的左手脉,前面说了左手为"阴"、为基础,左手的"尺"为基础中的基础。大家看左手的"寸关尺"三部脉都非常弱,这说明病人的"阴"总体亏损严重。在"中"的部位中下,还有一条不算严重的"紧脉"。整体来说左手脉以不足为主,中间出现"紧脉",说明外寒入侵较深,但邪势不太重。

我们遇到这种情况应该怎么办?

这种时候"散寒"就不是第一位了,也就是说驱逐外邪不是首要任务了。我们应该先"补虚"。

虚应该怎么补呢?我们前面说过脾为根基,是后天之本,所以这个案子中的补虚离不开脾,只有当脾逐渐恢复正常功能,才能运化足够精微物质去填补脏腑来达到补虚的效果。

现在我们再来分析一下症状——夜尿频多。

什么原因会导致夜尿频多呢?一般有两种:第一是肾虚,肾气不固或肾阳不足。第二是外感,膀胱经受邪。

本案患者这两种情况都存在,我们应该如何解决?

肾虚(肾气虚弱或肾阳虚弱)导致的尿频,可以直接补肾气、补肾阳。但刚才也提到了，补肾气一方面是直接填补肾气，另一方面要通过补脾以生化精微来补充肾气。药力填补进去的东西，终究不是本原的物质，还需要再进行一次转换，才能被吸收成为脏腑需要的东西。自己生化出来的东西才是最本原的。所以在补肾的时候，我们也不要忘记补脾，以补脾为主，同时补肾。

解决补肾的问题后，我们再来看看膀胱经受邪如何处理。从脉象上看，这是典型的太阳经受邪的紧脉，前面也说了暂时还不能去散太阳经的寒邪的原因，所以这种治疗必须分成两步走。

第一步，解决肾气虚或者是肾阳虚的问题。第二步，当补足身体以后再来攻击寒邪。现在我们来看看针对这个病的组方。

党参9g，生白术15g，杜仲18g，山茱萸12g，制黄精12g，干姜7g，细辛4g，制附子7g，麻黄3g，葛根12g，茯苓6g，炙甘草5g。五剂，每天一剂。

这方有几个重点。

一是右关浮部不足，所以补脾。

二是右脉沉部不足，所以补肾阳。

三是左尺的变化。

四是针对寒邪，将寒气向外引。

在用药方面有以下几个重点。

第一，用党参、白术、干姜、制附子、茯苓、炙甘草。

第二，用杜仲、制附子。

第三，通过山茱萸、制黄精调节左尺脉象。其实杜仲、制附子在本方中也起到了"阳中求阴阴中求阳"的作用。

第四，用细辛一方面配合麻黄把左尺的寒邪向阳引出，另一方面配合附子补益肾阳，并辅以少量葛根升提脾气。

根据这个用量我们可以推想右关脉会慢慢平起来，右脉沉部会慢慢充实起来，右尺的阳也会充实起来，阴的部分整体会得以填充，左脉中部紧脉会逐渐向外消散。

本方的重点针对脏虚，包括肾脏虚、肾气虚、肾阳虚，所以我们可以预测患者服用了本方之后，夜起的次数应该会减少。因为补了虚，就解决了"尿频"的两个原因中的一个。

用药后第二天患者反馈，那天夜里小便四次，减少了很多。这种表现是意料之中的，复查脉象如下图。

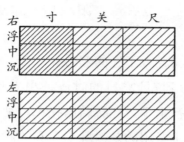

1. 疏密程度，表示脉象的充盈情况
2. 图中紧密的黑线表示紧脉的强弱和程度

但是，患者在随后第三、第四天反馈说小便次数又多了，每晚六次。

这说明了什么问题？

前面所说的另一个导致尿频的原因，太阳受邪影响膀胱的生理功能下降，还没有得到解决。

通过前面的用药，里面的寒邪即左尺反映出来的紧脉对应的寒邪就会转透阳部，寒邪都从深层的转到浅层去了，会导致太阳之邪会加重。

"浅层"具体在哪儿？

相对于"阴"来说，三阳部分就是"浅层"。

相对于三阳部分来说，太阳经层就是"浅层"。

寒邪大都转到太阳层去了，就会导致太阳经层的邪增多，从而导致这一层的"邪势"增强了。这样就会导致膀胱的生理功能出现进一步的下降，从而导致夜间尿频的情况加重。

那么，我们现在应该如何处理呢？

此时病人脉象左手中部的"紧脉"消除了，整体脉象也充实起来了，看起来病人好像不那么虚了。但是这个时候还不能攻邪，因为这些"充足"的表现是药力填充起来的，而不是他自身的。这些"充足"

只是一个"假象"而已。没有人能做到三两天就把一个亏损严重的、80多岁久病老人的脏腑填充起来，所以这个"充足"是不可以用来作为攻邪依据的，能短时间就聚集起来的力量，也必然会在短时间内消散的。

不能用药攻邪，那怎么办呢？

这里教大家两个办法：一是后背太阳经和督脉刮痧；二是十二井刺血。

通过这两个方法都可以减轻太阳经的邪势。

如是操作，继续调养。到7月25日的时候，患者反馈很好。8月4日时，老爷子已经能丢下拐杖行走了，还想骑摩托车，被儿子严词拒绝。

大家看这个案子的脉诊主要用的是"脉形"和"脉势"。

我们从脉的"形"看到不足，通过脉的"势"和"势"的改变来观察病邪的进退、病势的盛衰，所以这个"脉势"是非常重要的。

在本案中，我们并没有区分左手脉到底是"心不足""肝不足"还是"肾不足"，而是直接补肾补尺，其他就会跟着好起来。为什么可以这样呢？因为"尺"（肾）是个大水库。这里用的也是"势"，只要抓住症结最紧要、最关键的那一点，就可以解决问题。

好了，这个案子就讲到这里。没事的时候，大家可以回顾一下本案对"脉形""脉势"以及对"病势""病位"的次第运用。

寸口何以独为五脏主

这个也就是取寸口的意义。

中医取脉现在一般都是只取寸口脉。为什么取脉要取寸口呢？《素问·五脏别论》言："帝曰：气口何以独为五脏主？岐伯曰：胃者，水谷之海，六腑之大源也。五味入口，藏于胃，以养五脏气，气口亦太阴也。是以五脏六腑之气味，皆出于胃，变见于气口。"

这句话是什么意思？我们一起来分步讨论。先来看"气口"，这个"气口"就是现在大家常说的"寸口"。"气口何以独为五脏主"，这个"独"是单独取出来的意思，取"气口"以察五脏之气。"主"是表现的意思，为什么单独取"寸口"就能探察五脏的具体表现？

岐伯的回答内涵比较深，我们来一点点分析。

"胃者，水谷之海"，水谷之海是四海之一。为什么叫海？容量大呗，用水谷使劲填也填不满，所以称为海。"六腑之大源"也，大源是什么，大水库、大源头，胃是六腑的大源。

"五味入口，藏于胃，以养五脏气"，这里面有一个"五味养五脏"的问题。"五味"包括酸、苦、甘、辛、咸。五味养五脏不是简单的一一对应关系。它还包括了很多五行之间生克制化的内容。这一部分以后会详细讨论，这里只是简单说明一下。

"气口亦太阴也"，这里的太阴是指肺。肺朝百脉，在人体"三焦"的大范围内，五脏六腑所有的气机交换都或多或少的和肺有关系，所以肺主一身之气。这个气口其实是手太阴脉上的部位，所以说气口也是太阴。

"是以五脏六腑之气味，皆出于胃"，注意"气味"是有形有质的。"变见于气口"，"变"是转化、表达的意思，"见"是呈现。所以五脏六腑的"气味"都会通过胃转化表达以后，呈现在气口。因此我们就能通过诊察气口即通过分辨三部九候的对应关系，来察知五脏六腑的具体情况如脏腑的虚实情况、壅滞情况等。

所以在大多数情况下，中医取脉取寸口脉"小三部"就够了。当然，在有些情况下，小三部不足以反映更多信息的时候，还是需要探察"大三部"和"中三部"的。（更多内容请参看《平脉第三》篇。）

这里需要强调一点，"胃"。在取寸口脉的时候，一定要注意察"胃气"。寸口脉对应的哪一部如果出现胃气不足，便象征着比较严重的情况。如果哪一部没有了胃气，就会出现"真脏脉"。《黄帝内经》言"一脏无气四年死，两脏无气三年死，三脏无气二年死，四脏无气一年死"就是指一旦出现"真脏脉"就基本没有治愈的希望了。所以在察脉中，我们必须要注重"胃气"。后文将会通过两个案子来看看顾护"胃气"的重要性。（请参看后文《脉与胃气》篇。）

寸口脉补遗

下面来看一下寸口脉划分中一些比较好玩的东西。

大家都知道三部九候是怎么定义的——右手肺和大肠（寸）、脾和胃（关）、命门（肾阳）和膀胱（尺）；左手心和小肠（寸）、肝和胆（关）、肾阴和子处（尺）。大家注意这两个部位——左尺子处、右尺膀胱，历代对于尺部的争议是很大的，划分的类型很多。目前临床用的大多是这种定义，但这里面其实不需要有太多"对和错"的区别，因为寸口脉反映的内容信息实在是太多，不完全是这三部九候所能包含的，所以我们就不在这上面做过多的争议。

下面我们来看看寸口脉中比较有意思的内容。

不知大家有没有注意，我们常说寸口脉以"尺寸分阴阳"，以"浮沉分阴阳"，而从这两句话我们又可以推导出一个很好玩的现象出来。以"尺寸分阴阳"，那么"关"是什么？是不阴不阳吗？再以"浮沉分阴阳"，那么这个"中"怎么办？"中"也是不阴不阳吗？但并不存在不阴不阳的东西。所以相对于从"阴阳"角度的划分而言，"三部九候"的划分是另外一种表达方式。

大家来看一下，上面说了这个"不阴不阳"是不存在的，那么这个"关"的这一部就会向里缩成一道分界线，它没有部位，只是一条线。同样的道理，这个"中"也会向里缩成为一道分界线。

大家可能会问：这样对脉诊会有什么影响呢？

我们再来看看脉与脏腑的对应关系，在右寸对应的是肺、大肠，那么定义的肺和大肠，是怎么区分的呢？大肠为阳，肺为阴，那么，浮为阳，定义的就为大肠；沉为阴，定义的就是肺。"中"到哪儿去了？

所以，在这种三部定义脏腑的时候，大家只取了它的"浮"和

"沉"，没有取"中"，"中"被向中间压缩成一条线，成为阴阳的分界线了。"浮"为阳，定义为大肠；"沉"为阴，定义为肺。大家每天都在用脉诊，有没有深入思考过这些？

总结一下，"浮"定义的是腑，"沉"定义的是脏，因此在"浮中沉"里面把"中"缩成一道分界线，它不做表示，只做分隔。这时候，就只剩"浮""沉"了。而且，"关"在划分阴阳的时候，它也成了一条线，如果在定义"三部"的时候它又会扩展成一个"部"。

可见，寸口脉的处理是非常灵活的，我们不应该仅守着某一点或某一小部分内容就认为这是它的全部内容，也不要过多地执意于对和错，它是不存在对错的，只要你能从寸口脉中提取出所需的正确信息就够了。

寸口脉在《黄帝内经》和《难经》中还有另外两种划分法：

一种也是以"浮中沉"划分的。"浮"定义的是腠理之气，"中"是腑，"沉"是脏。

另一种不分"浮中沉"三层，而是分为五层，分别对应五脏。

这些并不常用，因此就不在这里做过多解读了。

汉唐时期对"消化体系"的
理解和运用是不同的

说到消化系统，大家第一反应想到的会是啥？一定是口、食管、胃、小肠、大肠、肛门等器官和部位组成的消化通道。这个消化体系是大家都非常熟悉的，建立在解剖基础上的模式。

其实，我们中医理论中最传统的"消化体系"并不是这样的。《素问·经脉别论》中有这样一段经典的论述：

"食气入胃，散精于肝，淫气于筋。食气入胃，浊气归心，淫精于脉。脉气流经，经气归于肺，肺朝百脉，输精于皮毛。毛脉合精，行气于腑。腑精神明，留于四脏，气归于权衡。权衡以平，气口成寸，以决死生。"

在汉唐正统的中医理论体系中，人体的消化和吸收并不是西医解剖学中从口腔、食管、胃、小肠、大肠、肛门的旅行这么简单。

在中医理论中，人体的消化和吸收是一个非常复杂的过程，涉及很多脏腑经。例如："食气入胃，散精于肝，淫气于筋。"是指肝在消化体系中的作用以及"淫气"对筋的濡养。"食气入胃，浊气归心，淫精于脉。"是指心在消化体系中的作用、"营气"的生成来源以及"淫精"对脉的濡养。"脉气流经，经气归于肺，肺朝百脉，输精于皮毛。"是指肺在消化体系中的作用、"脉气"的循行、肺对"经气"的统御以及"皮毛"在消化吸收过程中的参与。"毛脉合精，行气于腑。"是精微物质通过"毛、脉"的合成之后，输送到六腑的阐述。"腑精神明，留于四脏，气归于权衡。"是阐述水谷精微经过六腑再加工之后，被提供给四脏（心肝肺肾），用以供五脏之间的生克制化。"权衡以平，气口成寸，以决死生。"是说脏腑之间的生克制化达成平衡，脏腑之气通过胃气的承载和肺气的输布，将各种细节信息反馈到"寸口"的部位。所以中医可以通过查知寸口脉来了解病人的身体情况，以及判断病人的预后。

这一节经文需要深入理解的方面有很多，每一句都需要细细研究和打磨。这段话不仅包含了食物在人体中消化的过程，还包含了人体消化、吸收和转化这些精微物质的方向和途径。将其展开来逐项阐释是一个非常浩大的系统工程。限于篇幅和章节安排，我们这里先只提取"脉气流经，经气归于肺，肺朝百脉，输精于皮毛。毛脉合精，行气于腑。"这一节来展开论述。之所以取这一节，是因为它藏着一个从明清以后就被广泛忽略的严重问题。

即皮毛层是参与水谷精微物质消化的，它是人体消化系统中的重要一环。

这一条是明清以后的中医理论体系中所缺失的，西医学的消化体系中也同样没有这方面论述。

要真正理解"毛脉合精"，就必须对汉唐中医理论架构中的"论理人形，列别脏腑"的内容有足够的认知才行。传统的中医理论架构都是一环套一环的，一环打断了，后面就难免会出现混乱。这里我们重点来看"毛脉合精"这四个字。

经文中说"毛脉合精，行气于腑"，这里的"毛脉"不是毛细血管，而是指"毛""腠理""皮""脉"这些部位。"合精"是什么？就是把这些部位获得的精微物质再进行"深加工"，得到更精纯的不同物质，分别提供给"六腑"。在这一系列的"精加工"之中，皮、毛、腠理层，正是物质交换、加工的所在地。

上面说了，"食气入胃，浊气归心，淫精于脉。脉气流经，经气归于肺，肺朝百脉，输精于皮毛。毛脉合精，行气于腑。腑精神明，留于四脏……"这段话中，"输精于皮毛"一句要好好理解。

"输精"到哪里？到"皮毛"。这里的"皮毛"，不是我们今天汉语词语中"皮毛"。这里"皮毛"是两个层，分别是"皮"和"毛"两个部位。其实在"皮毛"这个位置还有一个很重要的"层"——腠理层。

由于腠理层所在的位置在皮毛之下，这导致"输精于皮"未必过腠理，而"输精于皮毛"必然会过腠理层。因此这个腠理层是"肺朝百脉，输精于皮毛"的必经之路。所以，在中医理论架构的消化体系中是包含这个腠理层的。

那么我们为什么要把这个腠理层单独提出来说？因为这个腠理层，是沟通人体另外的一个关键区域，也是人体消化吸收的精微物质重点转化的一个区域，同时还是最容易受邪干预的一个兵家必争之地。

经文中说"毛脉合精，行气于腑"就是指，通过这里转化出来的精微物质是向里提供给六腑再由六腑转化提供给诸脏藏储的，所以其重要性不言而喻。

并且，由于腠理层所处的位置是人体的最外一层，这一层是人体最外层的防线，又是大多数情况下外邪入侵人体的必经之地。所以这个皮毛（腠理层）是人体消化体系中最容易受邪的区域。大家都知道，在正常状态下，人体各系统能正常工作就是因为这些系统能够处在正常的状态中。当外邪入侵皮毛，腠理层受邪，就会导致这里的正常工作状态被打乱，从而出现工作异常。下面我们通过寒邪的例子来进一步说明它的重要性。

当寒邪入侵皮毛（腠理层）时，由于寒邪的收引和封闭的作用会导致腠理层这一区域出现许多异常状态。

首先，寒邪的收引和封闭会导致腠理层皮毛区域的气机通行出现壅滞。这里本身是"毛脉合精"的区域，在出现寒邪的收引和封闭之后，"毛脉合精"的工作状态被减弱，从而导致大量的精微物质壅滞、停聚于此。另外，这里还是卫气循行的通道，经寒邪收引和封闭之后，必然会引起卫气循行的障碍，出现卫气壅滞。

那么我们再来看一下，当"毛脉合精"的工作状态减弱，出现大量的精微物质壅滞停聚会导致什么样的后果。

其一，大量的精微物质不能够被及时转化，会导致下一步的工序出错，即供应给六腑的精微不足。六腑精微物质的不足又必然会影响到五脏的藏储不足。如果这种状态长期持续，便会导致病人脏腑亏虚，甚至亏空。

其二，大量的精微物质停聚在这一区域，在一段时间内不能得以正常的转化，这些精微物质便会逐渐变质，在该区域生成大量的痰浊。这一部分痰浊的出现又会继续加重该区域的壅滞状态，出现恶性循环。

另外，前面我们说了，这个区域还是卫气循行的通道。当这个通道出现严重壅滞的时候，卫气在这里的循行必然也会受阻。如此又会导致更多新的问题，例如卫气属阳，卫气壅滞就会相应产生一种"郁热"的状态，表现为病人的体温出现异常。同时，当这种"郁热"结合前面生成的痰浊，又容易引发很多皮肤病的症状。此外，卫气的壅滞也会影响到肺气的输布。此时，病情就已经到了从外向内由表入里的程度，很有可能导致病人出现一些相关的脏腑症状……

通过上面的分析，大家应该已经感受到了，在汉唐的中医体系架构中，人体的消化吸收系统是一个非常复杂的体系，它比我们现在主流中医理论体系认识得更全面、更具体。

下面我们再来通过一个案例来加深这一认识。

【案例】某女，31岁，多年来月经量少，如今每次经期只有一到两天，量少色暗淡，略有黯黑小瘀块。发干枯，面色萎黄黯淡，面瘦颧骨凸显，身形细瘦，舌淡略干。右脉寸关略有紧细，尺若有若无；左手三部极细弱无力。经中西多方医治7年，并无改善。问出汗情况，回答说很多年来基本不出汗。

这是一例脏腑衰弱的虚羸的病例，经多方医治无效，曾吃中药甚多，自己都快成半个医生了，活血化瘀、补气补血、健脾补肾等常规疗法都用过，效果并不理想，最后归结为虚不受补，病情因此迁延多年。

显然病因并不如想象中那样简单。切脉见有紧象，印堂揪痧出暗沉色，分析为腠理壅滞日久，消化吸收通道被打断，从而导致脏腑日用精微不足，久而久之，脏腑亏损严重，以至于形体羸瘦。

因此，治疗的第一步应该是尽快清理皮毛（腠理层）的病邪以及长年累积在腠理和肌肉层（阳明层）的垃圾。第二步应该温煦脾肾，重新启动脏腑的生化能力以加强精微物质的运化供应。第三步清理脏腑中垃圾，如痰浊、湿浊、瘀血等，以逐渐恢复脏腑的藏储能力。当这些都顺利完成时，病人就会逐渐恢复到脉象平和、形体充盈的状态。这样，她自身的生殖系统就会再次顺利运转起来，使月经恢复常态。

在用药的过程中，用葛根汤加独活配合刮痧，以开启太阳、阳明经层，用时十余天。然后将治疗重点转到温补脾肾，重启并加强自身生化的能力。这个阶段用时较久，并且要逐渐根据一定的计算原理加入相应的滋阴补血药物，以达到阴阳互生的状态。40多天之后，两手阴阳脉象都开始逐渐充盈。此时可以开始第三步，启动清理脏腑经络的工程，同时加强生化、养脏。一方面使五脏藏储能力逐渐扩充，另一方面加强精微物质的藏储。

就这样前后经历4个多月，病人已经形体充盈，面色明润，连续两月经期、经量恢复正常，后顺利孕产。

这个案例涉及的用药方面的内容很多、相关的计算也很多，这些内容，我们会在后面详细讨论。这里先通过本案来让大家意识到皮毛（腠理层）这个区域与消化吸收的关系。而这么重要的关系却在明清以后逐渐被医家遗忘了。因此，我们将这个问题重点提出来，是期望当前的中医人在研究中医理论的时候，有必要把注意力集中到最传统的理论中去深挖一下。不能完全根据西医解剖学看到的人体结构进行比附。

小　结

在本篇中，我们列举了一些汉唐中医体系中与我们现今的中医理论体系不一样的地方。这些不同之处是需要我们重视与研究的。

通过前面对寸口脉的讨论，以及两个案子的讲解，大家看到了原来在汉唐中医的理论架构中，切脉的"起手"是"分阴阳"，而不是今天上手就来"左手心肝肾、右手肺脾命"的这种模式。

"分阴阳"的作用很多，从"别势"到"定位"，可以深入到各个基点的细微处去探索。这就是对所谓"善诊者，察色按脉，先别阴阳"中"别阴阳"的一些基本应用。就脉而言，别阴阳的运用还有很多。这里无法一一举例，大家要在实战中去细细体会这种"别阴阳"。"别阴阳"这三个字看起来简单，却是中医进阶的核心基础。这三个字吃不透，是进不了"五行医"的，更不要谈"阴阳医"的境界了。进不了"五行医"就只能一辈子在"粗工"里面蹦跶。

之后我们又通过对"皮毛"这个区间在人体消化吸收体系中的作用的分析，和大家一起重新审视了在汉唐中医理论体系中《黄帝内经》所谓"论理人形"对人体的认识，以及它与现在中医理论体系中的不同之处。通过这些例子，我想大家应该也能感受到今天的中医理论体系仍存在的许多不足和缺失。

本篇只是一个引导，通过展示一些不同之处来和大家一起反思与研究。更多的内容，我们会在后面的系列中逐步展开讨论，让大家一起重新审视我们汉唐中医理论架构的恢宏与伟岸。

第二篇 被玩残的理法与方药

中医，从来都是强调"理法方药"的。明清以后的中医体系分型越来越细，也越来越计较"方药"与技法了。而汉唐医学注重中医理论体系的主干框架，强调的是"理法"。只有练达基础，才能见病知源。

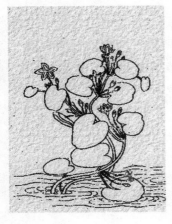
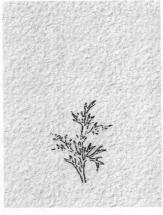
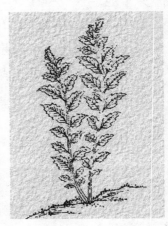

采树叶与作弊

如果，要你采下一棵大树的所有树叶。

你会怎么做？

绝大多数人，都在老老实实一片一片地采。

却不知道，原来是可以作弊的。

找把斧头，砍倒大树，连树干都拖回去，树叶也就自然跟着你回去了。

——这就是中医体系中，明清以后的理论架构和汉唐以前理论架构的区别。

我学中医纯粹是一种爱好，都是自学，没有显赫的师承，也没有厉害的院校。我却从明清走回了汉唐。

最开始，我是从《景岳全书》启蒙的。那个时候，市场上可以找到的医书很少，书店里也没什么中医教科书出售，好不容易才找到了一本《景岳全书》。大部头，足有两寸多厚，完全可以当作枕头，非常不便于随身携带、随时阅读。于是，在纠结了几天之后，我一狠心把《景岳全书》给拆了，将全书拆分成了《杂证谟》《方药卷》等四部分，去掉了原来硬装的书壳，用几层报纸折叠剪裁作书皮，重新装订，这样携带和翻阅就方便多了。我也因此而落下了这个拆书的毛病。随后几年，拆了《徐灵胎医学全书》《医宗金鉴》《张氏医通》《金元四大家》等。十多年的光景也就在这淘书、拆书中过去了。

到1996年以后，图书市场逐渐繁荣，书店里开始有成套的中医教材出售了。在这一时期，我学习了一些明清名家的著作，也参考了一些学院的教材。应该说《景岳全书》对我的学术思想的影响还是很大的。这十几年，我基本是以张景岳作为一个榜样在努力。然而折腾了这么多年后才发现，自己原来都一直都只是在"采树叶"而已。

2000年，我开始在老家的乡镇上悬壶，把多年的理论学习运用到了临床的实战。除了产科、骨伤科，内外妇儿来者不拒。由于基本功比较扎实，所以不到半年的工夫，我便在乡镇上打开了局面。老话说"中医养老不养小"，咱能在27岁的时候用中医养活自己，心里还是很高兴的。

那时一直走的都是明清的路子，药斗里的药材种类也很多，常用的药材有将近200味。就这么忽悠到2005年，随着研究的深入与临床经验的积淀，走过了最开始能看好几个病的快乐和自得之后，我开始反思为什么治愈率一直在70%左右徘徊。期间，我虽然也治愈过一些大病、难病，但还是有许多疑难杂病，运用景岳等明清医家的理论并不能完全解决。还有很多病在短期内用药有效，但是长远效果却并不理想。

问题究竟出在哪里呢？

那个时候，我还处在偶像崇拜的时段，对这些后世公认的"名家""大家"十分崇拜，根本就不敢怀疑偶像的理论架构，只是反思是不是自己学得不够精深，千万药方都是名家传下来的经验，为什么在临床上总有那么一些病不能应对呢？莫非是我的《诊断学》没学好才导致用药效果达不到预期的目标？想来一定是这样了。于是，我又再一次回头，从基础开始，重点学习四诊。经过两年时间的沉心学习，我的四诊理论水平与实战水平确实都上了一个台阶。但是，实话实说，从临床反馈来看，治愈率仍没有明显的提高。

但是经过2005年到2007年这两年对四诊的深入学习与反思，我逐渐感觉到明清的理论架构并不如看起来的那般完美，有很多理论往往难以自圆其说。自己心目中曾经完美的中医理论，随着思考的渐渐深入而被逐渐揭开一层层绚烂的外衣，开始露出越来越多的破绽。

我能明显感觉到自己触及到了一个壁垒。而我想要的答案，可能就在壁垒的另一边。

因此，我从2007年到2009年开始系统地研究《黄帝内经》和

《伤寒论》。

虽然以前也都学习过，但当时仅仅只是"学习"而已，并不是带着问题去"研究"。于是，当我把《黄帝内经》读过百十遍之后，把《伤寒论》抄读过百十遍之后，《黄帝内经》理论和《伤寒杂病论》理论在心中开始出现了相互融合的迹象。那是中古汉唐的中医理论体系，是一种比明清医学理论更加完备、更加恢宏的理论体系，它开始在我的心中留下一种影影绰绰的痕迹。虽然这时的它只是初露峥嵘，但那种似曾相识的熟悉的气息，让我感应到心底的声音，答案可能就在这里！但与此同时，我的心中也泛起了巨大的不安。

2009年，是不断被震撼被冲击的一年。

这一年不断有新的理论从心底冒出来，否定着以前十多年的所学。曾经在心中近乎完美的明清理论体系，越来越变得千疮百孔。我感觉自己在突破那个壁垒。但前路茫茫，不知对错。

那个时候，我非常纠结。一方面欢喜自己的突破，一方面又非常担心突破后可能会出现的茫然。就像处在陌生的十字路口，只能选择其中的一条路走下去，一旦决定错了，后果堪忧。

进？必然要抛下明清的东西，而且前路渺茫。明清热闹，名医辈出，明清的医学理论更是现在官方中医理论体系和教育的源头。守着这些名家的理论吃饭是不成问题的。

退？守着明清的东西，内心又有不甘。一方面自己已经能看到明清理论越来越多的破绽，另一方面眼前又有一条可能通向更高阶的路，一旦退缩，可能再无上进的希望。十分纠结。

进，则前面十几年所学的许多内容都要推翻。前面人迹罕至，不辨东西，害怕。

退，则心有不甘。

这一时期，我每天睡着做梦都在融合着内经伤寒，又不断有新的整合冒出来，不可抑制。

发抖，是2009年的主旋律。

　　终于，我忍无可忍了，带着这些疑惑与纠结到安徽中医学院去拜访吴老爷子。老爷子听说这种情况也很吃惊。畅谈很久之后，老爷子说，我也没有经历过这种情况，但从讨论来看你的方向应该是对的。应该进！

　　好吧，那就进！

　　于是，我投入了更大的时间和精力，重新拆分《素问》和《灵枢》，参照《太素》《甲乙》等，像张景岳编订《类经》一样，再按照自己的理解思路重新整合，并且反复打磨、校订，前后完成五稿。然后又继续重新拆分了《伤寒论》《金匮要略》，结合世传的四个版本和敦煌本等，逐字逐句逐条校订，重新整合恢复《伤寒杂病论》，前后完成三稿。

　　然后《黄帝内经》和《伤寒杂病论》的理论框架，便不可抑制地在心里出现深度融合，不断形成很多新的理论见解。然而这些所谓的"新"的理论见解，回头看时，却也还是仲景已经说过的东西。于是，进入了第二个"无话可说阶段"。

　　第一个"无话可说的阶段"是在当年初学，仰视中医理论，学习到神魂颠倒的时候。那时的感觉就是高山仰止。中医理论太完备了！完美得无懈可击、无话可说。

　　第二个"无话可说的阶段"却是在逐渐明晰汉唐医学体系的基础上，心中明晰，口中无言。能说什么呢？自己看到的、想说的，《黄帝内经》和《伤寒杂病论》都已经说得非常明白了。这时才明白，原来学习中医是可以"投机取巧"的。可以绕过"采树叶"的折腾，直接将树干都砍了扛回家去，这样不仅树叶都回来了，还收获了"分枝""主干"。

　　再然后，我的药柜就空出了很多，现在常用也就是经方中的几十味药，够了。治愈率还是70%多点。不过，后来接诊的，基本都是别人不要的或者绕一圈没有解决问题的，基本都属于老大难。

　　仲景说："虽未能尽愈诸病，庶可以见病知源，若能寻余所集，思过半矣。"诚不我欺也。

　　仲景的东西，是框架性、纲领性的东西。

　　仲景说了很多。同样，仲景也还有很多没说。

所以，"抄"仲景的《伤寒杂病论》的方子，很多病不能治。但是，"用"仲景的《伤寒杂病论》的方子，却可以治疗绝大多数的疾病，包括现在所说的很多疑难杂病。正所谓"万变不离其宗"，仲景说的就是"宗"的问题。明清以后说的都是"变"的问题，所以明清名家医书著作都以浩瀚磅礴为上。

　　汉唐讲的是"筋骨架构"。明清讲的是"膘肥肉厚"。如果要填充，《伤寒杂病论》还有海量的内容可以填充进去，但填充的都是"肉"，包括后世极为推崇被奉为所谓"中医四大经典"之一的《温病条辨》其实也不过是可填充进《伤寒杂病论》的"肉"而已，并不是筋骨。

　　明清以来的医学走的基本都是"采树叶"的路数，分型越来越细，也越来越计较"方药"与技法了。而汉唐的医学是研究枝干、主干的，强调的是"理法"。

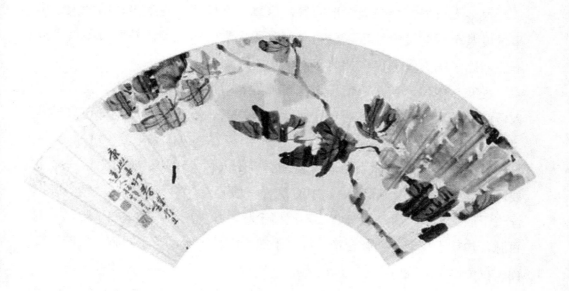

半道上的"理法"

中医，从来都是强调"理法方药"的。明清以后的中医体系虽然也讲"理法"，可惜都只是讲半道上的理法。

举个简单的例子：大家看到很多中医，在诊断之后，会告诉病人，你这个是"肝肾阴虚"；他那个是"脾肾阳虚"；等等，然后就根据这个结论给病人开一张处方——"肝肾阴虚"的，就给用滋阴滋补肝肾的用药组方；"脾肾阳虚"的，就给用温阳补肾、温阳健脾的用药组方。

当然，高明一点的医生还会在这样的基础上去考虑"肝肾同源""滋水涵木""由脾及肾""由肾及脾"等，来分一个主次轻重。这就很高明了吗？并不是。诊断得出"肝肾阴虚"就是本原了吗？为什么不再追问是谁导致的"肝肾阴虚"？

很多人可能都会想当然地回答，这算什么问题，睡眠少、消耗大、房事过度甚至减肥过度都可以导致"肝肾阴虚"呀，直接滋补肝肾不就可以解决问题了吗？真的仅仅如此吗？远远不止如此。

受寒、中风、伏热等情况也都可能导致"肝肾阴虚"。也就是说寒邪入侵腠理、太阳经层、阳明经层、太阴经层等，迁延日久，同样可以导致"肝肾阴虚"。

在汉唐中医理论体系中，"腠理层"是人体"消化、吸收"的一个重要环节。《素问·经脉别论》中有这样一段话："食气入胃，散精于肝，淫气于筋。食气入胃，浊气归心，淫精于脉。脉气流经，经气归于肺，肺朝百脉，输精于皮毛。毛脉合精，行气于腑。腑精神明，留于四脏，气归于权衡。权衡以平，气口成寸，以决死生。"

"肺朝百脉，输精于皮毛。毛脉合精，行气于腑。腑精神明，留于四脏……"在这个消化吸收的过程中，大家可以清楚看到水谷进入胃之后的运行通道。从"肺……输精于皮毛"到"毛脉合精，行气于腑"再到"腑精神明，留于四脏"，大家从这个过程中看到了什么？消化吸收的"精微物质"从"胃"→"心"→"脉"→"经"→"肺"→"皮毛"→"腑"→"[留]于四脏"。这就是说，脏腑的充盈程度是会受消化吸收通道的运行"正常与否"而影响的。当寒邪入侵人体"腠理层""太阳经层"的时候，它侵犯的是哪个区域？是"皮毛"以及"皮毛外层"，正是在这个消化吸收的通道之上，所以必然会影响到脏腑对精微物质的吸收和存储。那么，如果这个通道长期被外邪壅滞，脏腑的吸收和存储长期受到影响，会不会导致脏腑的不足呢？脏腑的长期不足能不能导致"肝肾阴虚"呢？答案是肯定的。

那么，遇到这样"肝肾阴虚"的病人，直接给人"滋补肝肾"能从根本上解决问题吗？答案是否定的。

因此，大家看，这个时候如果直接"滋补肝肾"是不是只是在半路折腾？这方面大家以前考虑过没有？《黄帝内经》中说的"治病必求于本"我们真正做到了吗？

汉唐中医本来就有自己的理论基础，需要我们好好研读，不能受现代的医学体系的影响来理解古人对人体功能的认知。

所以说，明清以后把"内科杂病"与"外感"划开来，是中医理法上一个严重的倒退，这导致很多疾病的源头被忽略掉了。

如果，大家看到有人拦在黄河的中游治沙，想把黄河的水治理清澈，你会笑话他吗？

同样，如果有人在疾病发展的中游治理而不过问最根本的病因和源头，你会笑话他吗？这种"在疾病发展的中途治理"的理法，是不是"半道上的理法"？

学会放下

我走过明清，现在汉唐。

为什么我如此推崇仲景、推崇《伤寒杂病论》？因为学习这个，能让你"明"，能让你真正从本源上明白病理、医理。

你以为仲景说的"庶可以见病知源"这句话是假大空吗？

后人就是太聪明、太自以为是，所以不肯信任。一方面把仲景捧为"医圣"，一方面却不学他的东西，不信他的东西。我是个傻子，我信了他，所以愿意花大气力去研究他的著作。然后，我也做到了"可以见病知源"，并且实战能力比之前有了质的提升。现在我用仲景的这些常用药，用仲景的理法，就可以轻松解决绝大多数原来所不能解决的难题。

这是怎么做到的？就是"可以见病知源"，就是明理，仅此而已。

仲景的路并不是高不可攀的，并不是艰难坎坷的。相比而言，这条路才是医道正途。

所以，要走这条路其实并不难，甚至可以说是最简单、最快捷的一条路。只要你信。

所以，这条路针对"零基础"的人来说可能更适合。为什么？因为"零基础"，只要你信、你学就必然能有收获，不会多走弯路。

而对于有一定"中医基础"的人，尤其是特别注重研究明清大家的人来说就比较痛苦了。因为要想学好仲景的东西，要想真正做到"见病知源"，你得和2009年的我一样，完全放下明清的东西，不要试图用明清的理论和观点来理解、解释《伤寒杂病论》，因为仲景不懂明清那些小家们的理论（这是个大问题，是现代学者在研究仲景理法时候出现的通病）。

仲景的东西是干净的、本源的东西，是"物"理，不是明清之后那种掺杂人文的东西可以勾画的。所以，在学习仲景的时候不要带入明清以后的东西进去，尤其是对脉法的理解和近代人体解剖学理论。要真正做到放下以前的所学，从零开始。敢吗？

　　放下，是痛苦的。

　　收益，是巨大的。

　　只要你能学进去，认真学仲景三年绝对会超过学明清十年。道理很简单。同样是采集树叶，明清以来玩儿的是一个疾病一个疾病地学习和研究，就像一片一片地采树叶；而学仲景的东西，看起来初学的时候进展比人家上手就开始了"采树叶"来得慢，其实这是在"磨斧子"。等斧子磨好了就能很快直接上手，连整棵大树都砍回家。不仅可以迅速地采回所有的树叶，更连主干、枝干都一起采了回去。这个就比满树采树叶快得多了，基本上算是"作弊"的路数。所以，这两种学习速度，尤其是在学习和研究的中后期区别还是很大的。

　　仲景的东西，学懂了就会越学越"明"。不像学习明清的东西，尤其是那些学了十几年、几十年的同志们，在走过"无病不治"的理论陷阱之后，有没有越来越找不到出路的感觉？有没有越来越迷茫的感觉？

　　所以，信医圣，信仲景，就认真走仲景的路吧。我们一起，从零开始。

　　中医的经典不是用来祭拜的，而是用来指导临床的。现在留存的古中医，《黄帝内经》是理、法，《伤寒杂病论》是方、药。所以，既然要落到实处，就不妨结合《黄帝内经》《伤寒杂病论》来探讨。《黄帝内经》《伤寒杂病论》学得好不好，基础扎实不扎实，只要看他用药就知道了。

减少的药斗

仲景的用药很简单。

在《伤寒杂病论》中，仲景真正的常用药，也就三十几种：麻黄、桂枝、茯苓、甘草（生、炙）、杏仁、半夏、厚朴、大黄、石膏、知母、葛根、芍药、柴胡、黄芩、黄连、连翘、竹叶、生地、熟地黄、干姜、附子（生、炮）、白术、当归、桃仁、细辛、吴茱萸、乌梅、栀子、枳实、龙骨、牡蛎、旋覆花、代赭石、桔梗等，再加上一些不常用的如猪苓、泽漆、甘遂、芫花等，十分简单。

但是要把这些常用药"用好"，就不简单了。

很多人都只是盯着仲景的方子，却很少有人能把这些药收集起来研究。其实，这里面是大有乾坤的，这是隐藏在汉唐中医基础理论中对人体分层的基本架构。这个架构就是"六经层"。

仲景在《伤寒论》中，把人体从外到内划分出六个"经层"，把每个"经层"的发病情况都分别用"××病"标示（如"太阳病"）。注意，这里的"六经层"不是大家常说的"六经"，仲景从没有说过"六经病"。所以，后世盛传所谓的"六经辨证"就是一个笑话。

也许很多人看到这句都会跳起来反驳的。好吧，那就请先回答一个问题：仲景的"太阳病"是指"太阳经病"吗？在仲景的"太阳病"篇中的"膀胱蓄血症"是"膀胱腑"的问题还是"太阳经"的问题？

搞学术研究最大的忌讳就是把个人的情感带进去。我也希望现在主流的中医理论体系完美无缺，可惜事实并没有满足大家的希望。

仲景说的"六病"，是指六个"经层"的问题。所谓的"经层"，就是在人体架构中，以某经络为依托，连接身体最外、关联到身体最里的，这样一个从外到内相关联的体系，这就是所谓的"经层"。例如大家最常见的"太阳病"，讨论的就是以"足太阳经"为依托，从身体最外层的"腠理层"，向下贯穿"皮肤（太阳层）""肌肉（阳明层）"，一方面向里一直连接到"膀胱本腑"，一方面贯穿"手太阴"乃至连接到"肺脏"、通过"足少阴"连接到"肾脏"的一个极其庞杂的体系。所以，仲景的"太阳层"的内容，就包括了"腠理""皮肤"、部分"肌肉层"、部分"筋骨"、部分"肺脏"的问题以及部分"肾脏"的问题等。也正是因为仲景用这种"经层"的架构作为贯穿，所以大家可以在仲景的"太阳病"篇中找到这些架构中相关症状的阐述和讨论。

明白这个"经层"的架构有什么意义？

这个意义就大了。

正是借助这个"经层"的架构，仲景才能把一个简单的组方用在这个"经层"的任何需要的地方。也就是说，仲景的组方是针对这个"经层"的。例如"麻黄汤"就可以使用在这个"经层"中但凡是感受"外寒"（包括寒属性的风邪）所导致的、需要使用"麻黄"来恢复"肺脏气机"功能（宣发和肃降）的几乎所有的症状，从浅到邪在腠理、深到邪在肺脏，只要是符合这个定义的情况都可以加减通用。

这个就好玩儿了。一个组方，简单的几味药，就可以解决一个"架构"里面不同地方出现的相关问题。大家看看原文中仲景是不是这么玩儿的？看看"太阳病"篇再结合《金匮要略》有关水肿的一些讨论，有什么不一样的体会？

仲景最常用的也就三四十味药，最基础的也就十来个方。这里面是有"脏腑用药式"的，是有规律可循的。可惜愿意深挖的人太少了，没几个人能从这种现象中深挖出汉唐中医体系的基本架构来。

仲景的组方、用药已经是"调"的范畴。每个基础方都是对应着人体的一个基本架构，"调"的是脏腑之气、经络之气、经层之气。所以，仲景的组方主要是用来"理气"的。

还是以麻黄汤为例，麻黄汤调动的是"肺气""卫气""肝气""中焦之气"，用以驱散在"太阳经层"的"风寒之气"。所以，麻黄汤就可以解决太阳经层从外到腠理、内到肺脏的这样一个庞大的架构体系中外感受寒所致的各种相关的症状；一个桂枝汤调动的是"肺气""肝气""脾气"来完成重新恢复脏腑的气机平衡。这样就可以调节外到腠理、内到脏腑的相关架构中所出现的相关症状。

这就是仲景的理论架构。这才是仲景的"六病"（即"六经层"的病变）。

大家能正确认识这个架构，理解人体这六大架构的生理、病理、气机、病机等的常和变之后，很多东西就变得很简单了。

现在，大家再回头看看这句"《黄帝内经》《伤寒杂病论》学得好不好，只要看他的用药就知道了"，有没有新的体会？

可惜，绝大多数中医依然把仲景的方药作为治病的经方死守着，有些甚至是守死了，死到连仲景的用药分量都不敢变动的地步，岂不哀哉！

经典之所以能成为经典，就是因为它们已经走进了本源。经典着眼的是活泼的气机变化。而气机变化终究不离五脏六腑。所以，真正了解和把握了每个脏腑的几味"基础用药"，随证搭配，自然就会妙用百出，而不再需要各种某病特效药了。

明清以后医家用药过万，本来就是"流散无穷"的表现，我们不如折腾回去，返博为约，体味简单的快乐。

前面我用一个简单的"起手式"为大家演示了一下汉唐中医体系中一些基础理论的玩法，让大家看到了与明清至今的中医体系玩法的差异。

下面我们就开始逐步展开阐述汉唐中医理论架构中的基础理论，大家一起来看看，对这些基础理论的理解和运用，你是已经很"基础"了，还是仍旧"浮在半空"之中。

我不会说什么高大上的东西，我从2005年开始从纷繁中回头来正视基础、研究基础，至今也还是只会聊基础。分享一句心得，最基础的才是最核心的。

中国几乎所有的传统技法都非常注重对基础的培养，没有基础，一切都是浮云。

那我们就从最最基础的知识点开始吧。

汉唐中医学的理论体系是以《黄帝内经》为主体的。这一时期的理论运用在针灸方面以《灵枢》《甲乙经》等为基础；在用药方面则是以东汉张仲景的《伤寒杂病论》为根基。到唐代药王孙思邈撰写《千金方》，其理论架构已经有些脱离仲景的根基了，更直白一点说，就是包括药王在内的医家对方药的运用都没完全达到仲景时期的原味了。中医理论的重点在孙思邈的书籍中已经开始出现从"道"往"技"的方向滑坡了。

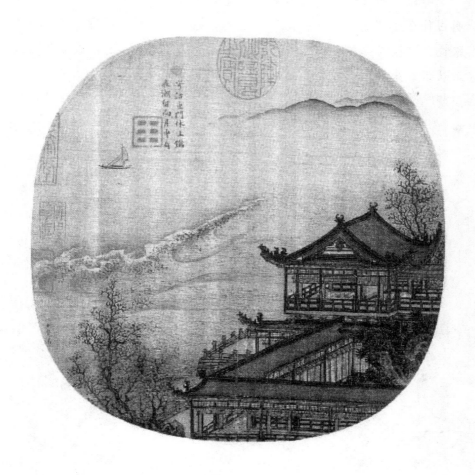

第三篇 基准参照点

师曰：知常达变。简单来说，就是要知道什么是"常态"，才能明白什么是"变态""变化"。"常"是"变"的参照物。对于病人来说，"生病"就是"变"，"没生病"就是"常"。所以要想准确地认识"生病"，首先要知道什么是"不病"，只有准确认识了"参照物"才能有所比较。

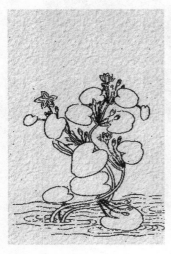
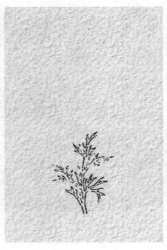
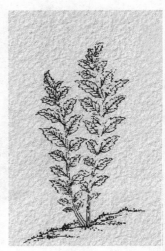

平人第一

所谓的"不病"，就是指没生病的正常人，《黄帝内经》称之为"平人"。

《素问·平人气象论》说道："黄帝问曰：平人何如？岐伯对曰：人一呼脉再动，一吸脉亦再动，呼吸定息脉五动，闰以太息，命曰平人。平人者，不病也。"

所谓的"平人"，简单来说就是呼吸、脉动均匀、有节律的人，一个呼吸加上呼吸间停止的时间内，脉能够均匀、充盈地搏动五次，并且能有规律地出现一次深呼吸。这是从直观上教人判断什么是"平人"。一般来说，一旦人生病，脉动、呼吸的节律便会出现异常。因此脉动、呼吸节律没有异常的人就是"平人"，这是很直观的判断标准。但对于医生而言，这样的标准还远远不够。

作为一个医生，首先必须得保证自己是一个"平人"。因为在面临病患的时候，你不知道病患的"常态"是怎样的即没有一个作为基准的"参照物"。那么，在临床中衡量病患的脉动、呼吸节律，是需要借用医生自己的脉动、呼吸节律作为参照物的。如果医生自己都是病人，自己的脉动、呼吸节律都是病态的，那么在临诊的时候就缺乏最基本的参照物，难以得出正确的诊断结论了。所以《素问·平人气象论》说："常以不病调病患，医不病，故为病患平息以调之为法。"

作为一个医生，不仅要知道上述的"常"，还要知道随着阴阳四时的变化，正常人体也会随之出现相应的变化。这种变化其实也是"常"。例如正常人的脉象在春季会表现出"微弦"，在夏季会表现出"微钩"，在长夏会表现出"微弱"，在秋季会表现出"微毛"，在冬季会表现出"微石"，这样随着四季发生的变化是人体顺应自然变化做出的调整，这些都是正常的表现，也即《素问·平人气象论》所说的："春胃微弦曰平，夏胃微钩曰平，长夏胃微弱曰平，秋胃微毛曰平，冬胃微石曰平。"

这里要提醒大家注意的是，《黄帝内经》和仲景的脉法是汉唐以前的脉法，和明清之后以《濒湖脉学》为代表的脉法有很大的差异。要研究汉唐经典，只能用汉唐的理论体系去理解，而不能用后世的东西去衡量。详细可参看后面"简单说说不简单的'风'"等章节。

上面讨论的是"平人"的寸口脉随着四时的变化而表现出来的脉象变化。但对于一个好医生来说，察脉仅取"寸口"是不够的。《灵枢·禁服》有言："黄帝曰：寸口主中，人迎主外，两者相应，俱往俱来，若引绳大小齐等。春夏人迎微大，秋冬寸口微大，如是者名曰平人。"可见，随着时令的变化，人体随之变化的不仅仅只有"寸口"的部位，"人迎"部位的脉象也会随之发生变化的。这些变化都是动态的"常"，是不病的表现。

所以，医生在临诊时需要审查的方面就很多，《灵枢·终始》有言："所谓平人者不病，不病者，脉口、人迎应四时也，上下相应而俱往来也，六经之脉不结动也，本末之寒温之相守司也，形肉血气必相称也，是谓平人。"这就进一步提高了医生诊断能力。不仅要查"寸口"（即"脉口"）、还要察"六经之脉""本末之寒温""形肉血气"等。当这些方面都符合"常"的标准时，这个人就是"平人"。所以又有"夫阴与阳，皆有俞会。阳注于阴，阴输于阳。阳满之内，阴实之外。阴阳均平，以充其形。九候若一，命曰平人。"的论述。

所以，《黄帝内经》所说的"平人"就是"阴阳均平"之人，也就是不病之人。然而如今"平人"可是个稀罕物了。"平人"的标准不在于你是不是壮如牛、胖如象、瘦如明星，而在于"脉"，你的"脉"平吗？

这年头，条件好了呗。夏天空调、冷饮；冬天暖气、火锅。有钱有闲，纵情声色犬马；无聊无趣，醉心熬夜上网等，但凡可着眼处，都在"伤生、伤身"，现在的人们正如千年前的《素问·上古天真论》中所言："以酒为浆，以妄为常，醉以入房，以欲竭其精，以耗散其真，不知持满，不时御神，务快其心，逆于生乐，起居无节……"既贪图享乐，又渴求自己是个"平人"，不亦贪乎？

举个例子，《黄帝内经》所说的"春夏养阳，秋冬养阴"如今有几个人能做到？天还没热就忙不迭地减衣服；忙不迭地开空调；忙不迭地喝冷饮。可怜自己那一点"生阳"就这么白白折腾浪费了。活人和死人最明显的区别是什么？是死人无生阳。

我在云南旅游，访问当地白族民居的时候，就发现当地很多老人的生活饮食习惯就遵从了这种"春夏养阳，秋冬养阴"的观念。她们夏天吃热食，冬天饮食却偏凉一些。当地小辈不理解，长辈们也说不出所以然，只知道就是这么传下来的。这其中的道理其实很简单。春夏时节，人体阳行于外、作用于外而生发，所以脏腑深层就出现了相对阴盛的情况。所以，春夏养阳，助生助长。秋冬时节，身体开始收、开始藏，此时养阴，助收助藏。人身一年也有四季，逆之则乱。

如果春夏当养阳，你反用寒凉以灭生阳；如果秋冬当养阴，你反用温热去消耗真阴的存储，这不是"养生之道"，而是"养死之道"。

"养死之道"是不会养出"平人"来的。

《太平经》说："平人清无盛食，命数三六，亦百八十而寿焉。百八十者，人生命数也。今之人厌走，而去六十，少动之夭也。夫圣人之动也，合于自然，宴乎至性。其作也，心不二志，至中无外。故无常病，故无常用。无常思，亦无常行故也。"

把自己的身体折腾坏了，再结婚生子传给下一代，必然会导致下一代会有"先天不足"以及其他更可怕的遗传问题。这种先天的损伤决定了下一代绝没有成为"平人"的希望。

所以，我们应该从自己做起，夏天不用空调，享受汗出滑过皮肤的感觉；冬天不用暖气，享受寒性收引的致密；节口腹之欲而不乱吃；行导引之法以活筋骨。

噫！奉行经典，同余者谁？

一把蒲扇消炎热，心静自凉。几件厚衣御酷寒，形足自暖。何苦折腾自己？

存身于此末法之世，"伤生"之处极多。"养生"不易，养成"平人"更不易。

扯远了，言归正传。

"平人"是一个统称，还可以继续进行细分。在《灵枢·阴阳二十五人》中，"平人"又按照五行细分为五类，每一类又细分为五种，合为"阴阳二十五人"，大家可以自行参看。

总体来说，这里只是取了"平人"这么一个典型例子，来粗略地讨论了一下《素问·阴阳应象大论篇》中所说的"论理人形"。"论理人形"是一个大工程，是中医基础理论中对人体的认识，十分重要。大家都说"知常达变"，这个就是"常"。

"变"有多细，"常"就有多细。所以，当大家在对疾病的研究中出现严重阻碍的时候，不妨回过头潜下心来再好好地过一过"常"。

平气第二

子曰：

一切不以结婚为目的的恋爱，都是耍流氓。

一切不以平气为目的的治疗，多是瞎折腾。

——吴子戏言

上文说的是"平人"。

"平人"就是一个标准、一个参照系。与"平人"的标准不相吻合的基本都是"病人"了。那么，医生治病就是要把"病人"出现的异常"变化"再调整回"平人"的状态。所以，治病好坏的标准，准确说来不在所谓的"疗效"，而在"平气"。

为什么这样说呢？

因为很多所谓的"疗效"都只是以症状、数据作为参考标准。症状清除得再干净、数据调整得再完美，只要病人没有"平气"，这些表现都无关痛痒。为什么这样说呢？因为病的根本还在。根本还在就有可能出现复发甚至是新的变症。所以我们说，好的医生应该是没有（或很少有）"回头客"的。因为在"平气"过程中，他就已经把病人脏腑、经络之间不平的气机纠正过来了，后面就没有再引发这样那样症状的基础，所以，除非病人又开始了新的折腾，再次导致乱气的情况出现，病人才会出现新的症状。所以说，如果回头客很多，那么医生也需要好好反思一下。

其实，只要病人已经"平气"了，那么即便眼下可能还存在着一些症状，也可以预测病人康复的时间了。所以，病人康复与否最核心的指标是"平气"。

《素问·至真要大论》曰："帝曰：平气何如？岐伯曰：谨察阴阳所在而调之，以平为期。"所以，"平气"就是调节人体阴阳平衡，使失常的气机重新回到正常的状态去。这里要提醒的是，在人体内阴阳是"平衡"的状态，而不是"平均"的状态。所谓"平衡"的状态是指人体内的阴阳达到一个"动态平衡"的标准常态。在这个"常态"中，阴阳并不是完全"均等"的。也正是这种"不完全均等的阴阳平衡"可以将人再分成"五行人"这五类。这种人与人的差别需要我们正视。

知道了人分"五行"的差异后，在临床治疗中，"平气"就要结合病人的具体特性来有区别地执行，不能一个标准执行到底，不能矫枉过正了。《素问·六节藏象论》中说："帝曰：平气何如？岐伯曰：无过者也。"也就有这个意思，当然，"无过"还有无偏胜、无不及的意思。

"平气"只有一个标准，就是病人的色、脉恢复正常，即恢复"平人"的色脉。

平气与乱脉

"平气"有两个意思，一是指"平人之气"，另一个是指"使病人恢复到平人之气"。

我们在临床上面对具体病人的时候，首先要根据病人的身体、脏腑情况及五行属性推知病人的"平气"当是如何。《素问·至真要大论》曰："论言人迎与寸口相应，若引绳小大齐等，命曰平……"这就是推知该病人完全健康时的身体脏腑经脉的状态。然后，再以这个"平气"的标准作为治病的方向，在行针、用药等治疗中逐步达到使其气平复到这种状态去，这就是治病过程中的"平气"。

不过，要想达到这个境界必须做到"心明""眼明""手明"。

《素问·至真要大论》曰："夫子言察阴阳所在而调之"，这个"察阴阳所在"就要找到疾病的所在，这要求医生要有足够的"心明"。所谓的"心明"就是医生要能深刻认识、理解人体、脏腑、经络、气机、病机、病因、生理、病理、药理、药力等，并且要求医生对中医的诸多基础理论精通和融贯。当然，仅有"心明"还远远不够，诊断疾病还要有足够精深的"四诊"功力作为支持，即"眼明"。所谓的"眼明"就是要能够精准地察知疾病所在。在具备了"心明""眼明"的基础上，医生还得依靠"手明"来完成治疗，即要求医生对组方、药力或行针针法等治疗手段有精准驾驭和运用的能力。总之，临症治疗中，给药要做到"增之一分则长，减之一分则短"的恰到好处。过用则足以"乱气"；不足则无以"平气"。

所以，没有同时具备"心明""眼明"和"手明"是不可能做到"平气"的。只有达到这"三明"，治病时才能做到出微入细、得心应手。所以说，"平气"是个细功活，是绣花一般的功夫。大刀阔斧只能出疗效而难以做到"平气"。所以，要想达到"平气"的目的很不容易。

如果医生在"平气"的时候出现了矫枉过正，这就不是"平气"而是"乱气"了。"气乱"自然导致脉象改变，即所谓的"乱脉"。《灵枢·根结篇》曰："上工平气，中工乱脉，下工绝气危生。"简单来说，所谓"平气"，就是恢复"气机平衡"。也就是平衡其阴阳而已。然而现在，很少有人讲"平气"了，只说有没有"疗效"。一切以"效"为度，一切为"效"服务。为了所谓的"疗效"，甚至不择手段，无所不用其极。"效"，就真的有那么重要吗？

"效"，当然重要。但并不是肉眼看到的所有"疗效"都是好的。那种"驼背直了，人死了"的疗效不是治病，而是"种病"、害人。

只有能精准地消除症状，才有可能做到"平气"。为什么只是才"有可能"做到"平气"呢？因为，除了上面的讨论，还有很多因素多会导致"气乱"，比如脏腑间的"生克"关系。

直白一点说，要调整"某一脏的疾病"的时候，医生所面对的不仅只有该脏，更要顾及五脏之间的气机平衡，这不是简单的肺病治肺、土虚补土。仲景在《伤寒论》中所言的"见肝实脾"在某种程度上说，也可以引申理解为扶肝木的时候，也要同时防止对脾土的损伤；泻肝木的时候，还要顾及火、金等脏的脏气平衡。他脏亦然。

有些人看到这里也许会说，那好办，我治疗经络不就没有这样的问题了吗？

这是不对的。

人体的经络和脏腑是直接关联的。你在调动经络之气的时候，其实同时也在调动脏腑之气，只是你看不见而已。因此，如果在组方用药的时候，不计算到这些，就很容易出现"用药损伤"。所以，我们在用药前要反复查证、反复计算，在充分权衡利弊之后才能出方。组方时，预算到对某方面造成的损伤会超出人体自身承受的范围时就应注意防护了。总之，治疗应取其利而避其害，以达"平气"的目的。

再例如，乙病人需要使用人参补益中气，但以他此时的症状以及身体承受能力只能承受一次服用12g的人参。如果在用药时给药15g，那么这多出来的部分对身体来说就是一种负担，很有可能会导致病人某处出现"气机壅滞"，如此不仅不能达到"平气"的目的，反而引起进一步的"乱气"。这种行为本身就是在"乱气"而非"平气"。所以，不要以为症状没了就是疗效显著，还应进一步看到有没有在细节方面出现"乱气"的情况。

需要郑重提醒大家的是：

有些"乱气"也许当时就会出现明显的症状表现；有些"乱气"也许当时没有明显的症状表现，只是仅仅出现"乱气"而已。但没有表现不代表没有问题，没有症状不代表没有"乱气"。有些"乱气"会发展成一种新的症状或者新的疾病，也有些"乱气"可以通过身体气机的运转自行平复。所以，症状的消失并不代表你的用药就精准。

总而言之，要让病人康复，最重要的不是"消除症状"，而是让病人气机得到平复，恢复到"平人"状态。这个恢复的过程就是治疗的过程。这样能恢复病人气脉的治疗就是"平气"。平气者，平其气也，使其气平也。"平气"是治疗的终极目的。

下面举一个自己的例子。我刚读初中的时候，患过一次感冒，后来反复咳嗽。老爸带我找到乡镇卫生院的院长看病，院长给我开了几盒"蛇胆川贝口服液"，当时是八几年，十几块一盒的药，特别贵。然而我吃了一个多月之后还是咳嗽，老爸又带我去找他，又开的这个药，我又继续吃，吃了3个多月倒是不咳嗽了，落下了"脾肺虚寒"的病根。不停地吐清痰，吐了几年，津气大虚。当时我正在发育期，却被药伤了，以至于身体长得跟豆芽儿似的。更可气的是，吃了3个多月药，终于"不咳嗽"了，这位先生还跑来跟老爸表功，夸这药"效果"真是不错，这么顽固的咳嗽只用了3个多月就完全好了。

那么就这个案子而言，就症状而言，治疗有没有"效"？

"不咳嗽"了，应该算"有效"。

但这个"效果"真的意味着身体康复了吗？

不是。这个"效"真心不是我们想要的。

明眼人应该很容易看到这里面的问题，感冒咳嗽如果是"热咳"，此药还是很对症的。而从连续使用3个多月无效来看，可知并非"热咳"。一个少年，从感冒开始的咳嗽，不是"热咳"。这些信息很直观地就把方向指向"风寒感冒""寒湿感冒""肺寒""寒痰壅肺"或"肺气虚"等，治宜祛风、散寒、降气、化痰，有湿则燥之，久咳有虚则补其虚，很简单。我们把导致这个"咳嗽"的病因解除，把扰乱的气机抚平不就可以了么？

但门外人就只会通过"症状"的改变、改善等情况来判断"效"与"不效"。然而这种"效"有时还不如"不效"。给你看了个小病，小病没好，还给你"种"了个大病，真是赔老本的买卖。

那么为什么后来不咳嗽了？

无他，身体已经无力祛邪，即便肺中有寒、有痰，身体也不再反抗了，所以看起来好像是症状好了，其实是疾病更加深沉了。所以，临症治病不能仅仅看"有没有疗效"。更要看病人的"色脉"是不是在恢复？这种恢复是不是在意料之中？

再举个小儿痘疮的例子：

现在有各种预防针的干预，小孩子的很多病都少见了。但还是有不少孩子在几岁的时候会出现"水痘"的症状。这个症状一般有"外托"和"内消"两种处理方向。这种处理方法都可以使小孩子体表的"水痘"症状消除。但是，如果该"外托"时错误地使用了"内消"，即使孩子体表的"水痘"被消除，也有可能导致"痘毒内陷"，这时孩子就会出现严重的病症，甚至很可能危及生命。

就症状来看，"痘疹"都消退了，可以说是有效的。但是孩子的疾病却变重、变复杂了。

这种"有效"是你想要的吗？是好的吗？

所以，我反对"一切用'疗效'说话"这句话。

上面只是举了两个简单而直观的例子。

更多隐性的例子，在临床中随处可见。中医不能没有疗效，但也不能盲目地一味考虑疗效。我们更需要明白的是你的"效"的背后会不会遗留下病人的"哭"。有些时候，"疗效"真的只是假象而已。有些对"症"有效的治疗，对"证"却是灾难性的。最典型的莫过于"真寒假热"之类的难证，辨"证"不明，多有遗咎。若要"辨证"无误，四诊必须得精。说到底，治病救人还是需要扎实的基本功。

平脉第三

那些年，经常有朋友开玩笑说"你也就是一'捡破烂'的，接手的患者很多都是别人不要的"。即都是一些所谓的"疑难杂症"。

我不是什么"高手"，只是在"四诊"的问题上更注重一些、更细致一些而已。在我看来，很多所谓的"疑难杂症"都不过是前面的医生们在临床诊断中出了问题，被自己四诊得来的一些假象蒙蔽了眼睛，因此在随后的处方用药中必然会表现出这样那样的问题。

记得学医的前十几年，我也是以《濒湖脉学》等所谓的"主流脉学"为主的。但在使用中，我却越来越感觉到这一理论往精深处去有些力不从心，会有"路越走越窄"的感觉。特别是在越来越多的疑难杂病诊断中总是出现这样或那样的问题，导致治疗效果不理想，治愈率也不高。为了进一步提高"四诊"尤其是脉诊的能力，我花了几年的时间整理《伤寒杂病论》《黄帝内经》中的脉学体系。在系统的研究中，我自己对于脉学的领悟得到了不断的提升和贯穿，诊断更精准了，治疗效果自然也就随之提升了许多。在这十年中，重点研究《黄帝内经》《伤寒杂病论》的脉学反而让我感觉眼前越来越开阔了。

在前文中，大家可以感受到好的脉诊方法能轻松地探查疾病、病势的情况。所以，我们有必要对脉诊的认识进行提高。其实，不管在《黄帝内经》还是在《伤寒杂病论》中，古人对脉诊的重视程度都是四诊中最高的。

然而，要学好脉诊也是一件不太容易的事情。

别三部·第一

说到"三部"，很多人第一反应就是寸、关、尺三部。其实，寸、关、尺三部，只是中医脉诊中"小三部"的内容。中医诊断中可以用来查脉的地方很多，一般分为"大三部""中三部"和"小三部"。其他还有一些可以用来"切诊"的部位和理论临床较少用到，例如切十二经动脉等。因此我们这里重点讨论这三个"三部"的内容。

大三部

所谓的"大三部"，是从身体上下来分"三部"的，头为上部，手为中部，足为下部。在这个"大三部"中，每一部又分为"天、地、人"三个小的分部。排列如下。

1. 上部

上部天：两额动脉。

上部人：两耳前动脉。

上部地：两颊动脉。

2. 中部

中部天：手太阴。

中部人：手少阴。

中部地：手阳明。

3. 下部

下部天：足厥阴。

下部人：足太阴。

下部地：足少阴。

以上是"大三部"的划分。

中三部

所谓的"中三部"，是如今还能在临床偶尔看到的一种分部方式，主要分为"人迎""寸口"和"趺阳"三部。

这个"中三部"实际上是从"大三部"中精简出来的一种切脉分部，分别取"大三部"中的"上部地：两颊动脉；中部天：手太阴；下部人：足太阴"三个部位，作为粗略诊断人体的一种划分。

在这个三部划分中，最常用的是上部人迎和中部寸口。下部原本取下部人足太阴的箕门以察脾气的部位，但由于一些礼法上的问题，在后世的临床中逐渐被取足阳明的"冲阳"以察病人的胃气所代替了，即如今常用的"趺阳脉"。

小三部

所谓的"小三部"，就是大家常说的"寸、关、尺"三部。这是中医人最常用的一种切脉部位，主要是取"大三部"的"中部天：手太阴"为基础，将寸口（也叫"气口"）的"高骨"定位为"关"，划分为"寸、关、尺"三个部位。所谓的"高骨"，就是手太阴肺经中列缺穴所在的那个位置。

"小三部"的划分最早见于《难经·十八难》："脉有三部九候，各何主之？然：三部者，寸关尺也。"欲取寸关尺三部，先定"关"的位置。大略而言，寸口部高骨为"关"，关前为阳，关后为阴。关前九分为"寸"部，关后一寸为"尺"部。

上述的大、中、小三个分部乍看起来似乎是一层一层在省略，其实不然，这是一层一层地在走向"微观"，是一种对人体从宏观到微观细分的认知方式。而且不仅在这里会逐步细分，到了"寸关尺"三部里面，每一部下面还有继续划分"三部"的情况，下文会有更为详细的讨论。

注：《素问·脉要精微论》中把"寸口"分为"尺内""附上""上附上"三部，所对应的位置相同，只是叫法名称不同而已。例如：《难经》中的"尺"，《素问》中也有称为"尺内"；《难经》中的"关"，

《素问》中也有称为"附上"；《难经》中的"寸"，《素问》中也有称为"上附上"。相关内容在后面的"小三部"的运用中再详细讨论。

三部的运用

1.大三部的运用

上面讨论了"大三部"的划分，这里来详细看一下大三部在临床中的诊断意义。要讨论"大三部"的临床意义，我们需要先了解一个新的概念——"九候"。

对于"九候"的理解，有如下两种情况。最常见的一种，就是大家常说的"寸口分寸关尺三部"，每一部都有"浮、中、沉"三种表现，所以"九候"就是指寸关尺的浮中沉。每部三候，三部合为九候。其实，"九候"最本来的意思是指"大三部"每一个部位的脉动所反映的情况。上面说了，"大三部"分为上中下三部，每一部都分为天地人三个小部，合为九个小部。每个小部的脉动处的表现反馈就是所谓的"候"。所以，本原意义上的"九候"是指"大三部"中九处脉动的表现反馈。如下表所示。

三部九候对应表

上部	上部天，少阳所行两额之动脉	候头角之气
	上部人，少阳所过耳前动脉也	候耳目之气
	上部地，阳明所过两颊之动脉	候口齿之气
中部	中部天，手太阴所过手经渠之动脉	候肺
	中部人，手少阴神门之动脉也	候心
	中部地，手阳明合谷之动脉	候胸中之气
下部	下部天，足厥阴之动脉，女子取太冲后陷之动脉	候肝
	下部人，足太阴箕门上之动脉，候胃气取跗上冲阳之动脉也	候脾胃之气
	下部地，足少阴内踝跟骨上陷太溪之动脉	候肾

这个在《素问·三部九候论》中说得很清楚："故人有三部，部有三候，以决死生，以处百病，以调虚实，而除邪疾。帝曰：何谓三部？岐伯

曰：有下部，有中部，有上部，部各有三候，三候者，有天有地有人也，必指而导之，乃以为真。上部天，两额之动脉；上部地，两颊之动脉；上部人，耳前之动脉。中部天，手太阴也；中部地，手阳明也；中部人，手少阴也。下部天，足厥阴也；下部地，足少阴也；下部人，足太阴也。故下部之天以候肝，地以候肾，人以候脾胃之气。帝曰：中部之候奈何？岐伯曰：亦有天，亦有地，亦有人。天以候肺，地以候胸中之气，人以候心。帝曰：上部以何候之？岐伯曰：亦有天，亦有地，亦有人。天以候头角之气，地以候口齿之气，人以候耳目之气。三部者，各有天，各有地，各有人。三而成天，三而成地，三而成人。三而三之，合则为九，九分为九野，九野为九藏。故神藏五，形藏四，合为九藏。五脏已败，其色必夭，夭必死矣。帝曰：以候奈何？岐伯曰：必先度其形之肥瘦，以调其气之虚实，实则泻之，虚则补之。必先去其血脉而后调之，无问其病，以平为期。"

这里我们要注意，"大三部"中的"九候"与"小三部"中的"九候"不是一个概念。今天的"九候"基本上都是指"小三部"中的"九候"，即源自《难经·十八难》："脉有三部九候，各何主之？九候者，浮、中、沉也"的概念，大家不要混淆了。

2. 中三部的运用

在中三部中，运用最多的是人迎与寸口。简单来说，人迎主表，一切外邪入侵在人迎都有反映；寸口主内，一切脏腑内在变化都可以通过寸口察知。《灵枢·禁服》篇言："寸口主中，人迎主外，两者相应，俱往俱来，若引绳大小齐等。春夏人迎微大，秋冬寸口微大，如是者名曰平人。"也就是说，"人迎"与"寸口"两处脉象大小强弱等方面都均等的脉象才是正常的脉象。但是，这两部的脉象也会随着时节的变化而出现一些轻微的变化，这就是动态的常态。如在春夏两季，人迎脉比寸口脉略微盛一点；秋冬两季，寸口脉比人迎脉略微盛一点，这都是正常现象，是平人的脉象受到季节、时令的影响时所表现出来的一些动态差异。

当人迎、寸口出现明显差异的时候，脉象所反映出来的就是病态。例如《灵枢·五色》篇中说："人迎气大紧以浮者，其病益甚，在外。人迎沉而滑者，病日损。人迎脉滑盛以浮者，其病日进，在外。人迎盛坚者，伤于寒"，"其脉口（寸口）滑小紧以沉者，病益甚，在中；其脉口浮滑者，病日进；其脉口滑以沉者，病日进，在内；气口盛坚者，伤于食。"

除了单独对人迎寸口诊查，临床还常用这两处脉象的比对，来观察病变。例如《灵枢·五色》篇："脉之浮沉及人迎与寸口气小大等者，病难已。病之在脏，沉而大者，易已；小，为逆；病在府，浮而大者，其病易已。"《素问·六节藏象论》篇："人迎一盛，病在少阳。二盛，病在太阳。三盛，病在阳明。四盛以上为格阳。寸口一盛，病在厥阴。二盛，病在少阴。三盛，病在太阴。四盛以上为闭（一作'关'。当是）阴。人迎与寸口，（俱盛）四倍已（当是'以'）上为关格之脉。赢不能极于天地之精气而（一作'则'字）死矣。（人迎与寸口俱盛四倍以上为关格，关格之脉赢，不能极于天地之精气，则死矣。）"《灵枢·禁服》篇："人迎大一倍于寸口，病在足少阳，一倍而躁，在手少阳。人迎二倍，病在足太阳，二倍而躁，病在手太阳。人迎三倍，病在足阳明，三倍而躁，病在手阳明。盛则为热；虚则为寒；紧则为痛痹；代则乍甚乍间。盛则泻之；虚则补之；紧痛则取之分肉；代则取血络且饮药；陷下则灸之；不盛不虚，以经取之。名曰经刺。人迎四倍者，且大且数，名曰溢阳，溢阳为外格，死不治。必审按其本末，察其寒热，以验其脏腑之病。寸口大于人迎一倍，病在足厥阴，一倍而躁，在手心主。寸口二倍，病在足少阴，二倍而躁，在手少阴。寸口三倍，病在足太阴，三倍而躁，在手太阴。盛则胀满、寒中、食不化，虚则热中、出糜、少气、尿色变，紧则痛痹，代则乍痛乍止。盛则泻之，虚则补之，紧则先刺而后灸之，代则取血络而后调之，陷下则徒灸之，降下者，脉血结于中，中有著血，血寒，故宜灸之，不盛不虚，以经取之。寸口四倍者，名曰内关，内关者，且大且数，死不治。必审察其本末之寒温，以验其脏腑之病，通其营输，乃可传于大数。大数曰：盛则徒泻之，虚则徒补之，紧则灸刺且饮药，陷下则徒灸之，太盛不虚，以经取之。所谓'经治'者，饮药，亦曰灸刺。脉急则引，脉大以弱，则欲安静，用力无劳也。"

3. 小三部的运用

"小三部"的运用是今天中医诊断学中脉诊的基础，也是临床运用最为广泛、最为普及的一种切脉方式。

那么，为什么取寸口就可以诊断疾病呢？

因为寸口所切得的脉象可以反映出五脏六腑的诸多表现。《素问·五脏别论篇》："帝曰：气口何以独为五脏主？岐伯曰：胃者，水谷之海，六腑之大源也。五味入口，藏于胃以养五脏气，气口亦太阴也。是以五脏六腑之气味，皆出于胃，变见于气口。"所谓的"气口"，就是我们今天常说常用的"寸口"。《素问·玉机真脏论》："五脏者，皆禀气于胃。胃者，五脏之本也；脏气者，不能自致于手太阴，必因于胃气乃至于手太阴也，故五脏各以其时，自为而至于手太阴（之动脉）也。"《医道宗源·四诊精微·切》记载，"师曰：《经》之言可谓精也。脉之所汇于手寸口者，流精四脏，平衡营卫者，肺也。肺之动，出于彼也。故以其为揆度之方也。脉有三部，寸关尺也。流行品物，以衡筌也。师曰：关之前者，阳之动也。脉当见九分而浮。过则太过，减则不及。遂上鱼者为溢，外为关，内为格。此阴乘之脉也。关之后，阴之动也。脉当一寸而沉，过则太过，减则不及。遂入尺为覆，为内关外格；此阳乘之脉也，故曰覆溢。其（见）真脏之脉者，人不病而死也。"

好吧，都说尽了。

三部应对·第二

上面讲解了"寸口"寸、关、尺三部的位置。这里将讨论左右三部与脏腑的对应关系。

三部的对应有两大类。第一类，就是《黄帝内经》所说的"上竟上"的内容。

《素问·脉要精微论》中把"寸口"分为"尺内""附上""上附上"："前以候前，后以候后。上竟上者，胸喉中事也；下竟下者，少腹腰股膝胫足中事也。"这里的"竟"即是"对应"。即用寸口的不同位置对应身体的不同部位。在《难经》中就解释得更加详细了。《难经·十八难》："脉有三部……上部法天，主胸以上至头之有疾也；中部法人，主膈以下至脐之有疾也；下部法地，主脐以下至足之有疾也。"

这种分法将寸口的寸、关、尺三部直接与身体的上、中、下的三个区间对应起来：寸为"天"，对应的是身体上部"胸以上至头"（上竟上者，胸喉中事也）；关为"人"，对应的是身体中部"膈以下至脐"（这个内经中没明说，但是上下划分之后，中间余下的也就是"胸以下、少腹以上"的部位了）；尺为"地"，对应人体下部"脐以下至足"（下竟下者，少腹腰股膝胫足中事也）。"师曰：三关者，寸关尺也。寸，以候其胸上；关，以候其膈下；尺，以候其腰腹；四肢亦于尺寸见。"指的就是这个意思。

这种分法在临床也很常用，例如病人两手寸部"短、弱"，不足本位，根据这种分法就可以断定此人必有"上部的不足"，容易出现头晕、记忆力差，容易疲劳等症状。

再例如病人两尺极弱，上浮（指尺部尾部向鱼际方向前进，而不是向肘部延伸），则根据这种对应可知此人根基已经浮动，如大树的根基已经动摇了。这种脉象的常见症状有头涨昏、言语高声、面红气促、行走虚浮等，貌似壮实，其实已近油尽灯枯。当立即培补根本、收摄固肾，以争取时间，切忌上提、发散、浮越等治法。

总之，这类脉法的临床运用和推广虽然都相对比较窄，但在临床中还是很有实用价值的。

第二类就是现在中医常用的寸、关、尺对应脏腑的情况。学过中医脉学的应该都知道这个对应关系。即左手心、肝、肾，右手肺、脾、命。

那么我们现在看看寸、关、尺位置的对应排列：

右尺生右关（火生土），右关生右寸（土生金），右寸生左尺（金生水），左尺生左关（水生木），左关生左寸（木生火）。

左寸克右寸（火克金），右寸克左关（金克木），左关克右关（木克土），右关克左尺（土克水），左尺克右尺（水克火）。

前贤为何要如此排列？

上面的相生是"后天奉先天"，下面的相克是"先天御后天"，这里面蕴藏着五行的天人合一的东西，所以说基础理论是很有必要去深挖的。

这是"三部"对应五脏的情况。

在"三部"中，每一部又有"浮沉"两个概念，其中"沉"部对应的是"脏"，"浮"部对应的是与脏相应的"腑"。具体见下表。

三部浮沉表

	寸	关	尺
左浮	小肠	胆	膀胱
左沉	心	肝	肾
右浮	大肠	胃	三焦
右沉	肺	脾	命门

即：

左寸，浮取以察小肠，沉取以察心；左关，浮取以察胆，沉取以察肝；左尺，浮取以察膀胱，沉取以察命门。

右寸，浮取以察大肠，沉取以察肺；右关，浮取以察胃，沉取以察脾；右尺，浮取以候三焦；沉取以候命门。

这种分部、分浮沉的配属方法使寸口三部能够与五脏六腑一一对应。在临诊中，医生通过对这些部位的切察就可以得知相应脏腑的情况。当脉诊甚是精纯时，医生甚至通过三指就可以直接和脏腑对话，察疾病所在、病势盛衰、正气强弱等。

然而，我本人是比较反对右尺浮取以应"三焦"的。

"三焦"应该已经对应在"寸关尺"三部之中了，上焦在寸，中焦在关，下焦在尺。你看左手三部寸关尺分别对应的是心、肝、肾，是不是分别在上焦、中焦、下焦？再看看右手三部对应的肺、脾、命是不是也分别在上焦、中焦、下焦？三焦的体位已经合进三部中去了，何须再分一个右尺浮取应三焦呢？

那么，问题来了。右尺浮取，不应三焦，那它对应的是什么？它在这里应该对应的是"膀胱"，而左尺浮取应该对应的是"子处（胞宫）"。

为什么呢？不为什么。我自己就是这么玩儿的，很好用。

关于这个"左右尺浮取的对应"，历来争持就比较大，分法有很多种，但目前依旧没有一个可以形成定数的结果，那只能求同存异了。毕竟"寸口脉"的划分对应都存在完全不同的好几种分法，而且还都可以用，这又说明了什么呢？说明这个"寸口脉"所包含的信息量太大，各种分法都能从中取得一定的信息量来运用，但又都没能包含全部的信息内容。所以徒争无益，不如求同存异。相关内容可以参看第一篇中《寸口脉补遗》的部分。

脉位微分·三部

大家从上面讨论的"大""中""小"三部中看出什么问题来没？

大三部，讲的是人体一身上下的全局诊查。

中三部，是摘取"大三部"中的三个部位，作为"细分"情况来阐述。

小三部，则又摘取了"中三部"中的手太阴寸口，再次作为"细分"来阐述。

这个大、中、小三部就是一个逐步从"宏观"走向"微观"的细化过程。然而这还不是终极的微观细化，在《黄帝内经》的讨论中，还有比"小三部"更微观的"微分三部"的存在。下面我们就来继续走进身体，察看微观。

1. 微分三部之一：浮、中、沉

《难经·十八难》："九候者，浮中沉也。"

前面我们讨论了"寸关尺"三部的划分，是在手太阴脉寸口部位以高骨为关，定前后寸尺的部位划分，这三个部位是切脉时三个手指的落脚点。

而这里的"浮、中、沉"三部，是在"寸关尺"三个部位中每一个部位的手指向下轻按、中按、重按时所能探查到的部位。也就是说，病人手臂平放，则"寸关尺"是沿脉水平方向的划分，而"浮中沉"是沿脉垂直方向的划分。

"浮中沉"三部的划分是依据手指切脉的力度所能达到的深浅不同来划分的。寸部有浮中沉三个部位的表现；关部有浮中沉三个部位的表现；尺部也有浮中沉三个部位的表现，三部合计，共有九个部位的表现，这就是现在大家常说的"九候"。

相关各部、各候所对应的内容会在后文中详细讨论。这里只是粗略讲述一下这些基本概念。

在"浮中沉"三部的方向上，还有另外一种分法，一种"五分"的分法。它是根据不同的切脉力度，从轻到重将寸口脉分为五层以对应五脏。这个在《难经·五难》中有论述："初持脉，如三菽之重，与皮毛相得者，肺部也；如六菽之重，与血脉相得者，心部也；如九菽之重，与肌肉相得者，脾部也；如十二菽之重，与筋平者，肝部也；按之至骨，举指来疾者，肾部也。"这种在寸口部位切脉时，用不同轻重的力道切按，所感受到的脉象可以分别对应五脏的。所以，"师曰：'重者，按之至骨，指举疾来者肾部也；与筋等者肝部也；与肌肉相得者脾部也；与血脉相得者心部也；与皮毛相得者肺部也。'"

这里再补充一下这种取脉的手法。

"师曰：夫切也，非擒也。当以三、五、七粟之重记之。论之曰：一、三、五分之重也。若掌握刀兵之在阵，岂切之脉乎？故曰：轻切，若微风之拂面；重按，若败草之浮波；谓'切诸浮'之意是也。先按至骨而知其三部之深浅，（则）衡三部九重九候之位则得之所部也。故曰：浮中沉而三之，一毫而已矣。"

总体来说，不管是"浮、中、沉"三候还是"浮、浮下、中、中下、沉"五部来对应五脏的脉法，都是通过切脉时手指下的力道轻重来区分不同的对应症状。

2.微分三部之二：内、中、外

这是一种通过探查"寸、关、尺"各部脉体的外侧和内侧来判断相应脏腑情况的一种切脉手法。现在很少看到有人在用了。

其所取的部位其实还是"寸、关、尺"三部，只是在各部脉位上又进行了一次细分。它将每一部的脉位纵向切分成"内、外"两大部分，靠近手少阴心经的部位叫作"内"，远离手少阴心经的部位叫作"外"，在指下"内""外"之间的叫作"中"，也叫作"里"。例如《素问·脉要精微论》言："尺内两旁，则季胁也，尺外以候肾，尺里以候腹中。附上，左外以候肝，内以候膈；右外以候胃，内以候脾。上附上，右外以候肺，内以候胸中；左外以候心，内以候膻中。"这就是"寸、关、尺"三部之中各自的"里、中、外"三个部位所对应的情况。详见下表。

三部之内、中、外

		外侧	内侧
寸口（上附上）	右手	肺	胸中
	左手	心	膻中
关上（附上）	右手	胃	脾
	左手	肝	膈
尺中（尺内）	尺内两旁	季胁	
		肾	腹中

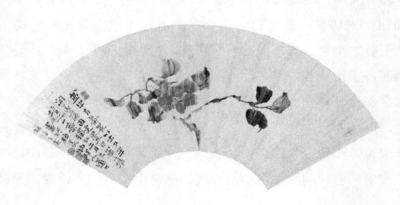

小　结

上文论述了通过大中小三部以及微观中的两部来探查身体各处的脉动表现所对应的脏腑以及一些身体部位关系的情况，来达到通过切脉诊断身体状况、分析病情等目的。以上所讨论的"各部"都是在生理部位上实实在在存在的"部位"，都是"脉"出现的地方，即"脉管"以及"脉管细分"的位置。

其实，研究脉学并不只是研究这些生理部位情况的，更精细的脉学研究还会包含对"脉势"的研究。

下面将要讨论的"各部"不是生理部位上的东西，而是表现在"脉"所承载之上的一些"部位"，这里的"各部"都是建立在"脉形""脉势"上的东西。

举个例子，我们常说的"钱塘江潮"就包含两种意思。

一种是"钱塘江"这个地理位置的潮水。例如上面各部所讨论的情况，就是这种有实实在在的部位的地理位置上的定义。

另一种是"钱塘江"潮水的描述，如钱塘江潮水澎湃，潮头可达10m。这里的"潮头"，就是建立在"潮水"上的一种划分了，即由潮水涌起的部分就称为"潮头"。"潮头"是个什么？还是水。也就是说，潮水起势才有"潮头"。这是一种建立在非实体上的划分。

同理，脉的来去也会形成"脉势"，"脉势"也可以进一步细分。而且，这种对"脉势"的细分在临床诊断中也是具有非常重要的意义。《素问·脉要精微论》："来疾去徐，上实下虚，为厥巅疾；来徐去疾，上虚下实，为恶风也。"这里就对"脉势"进行了进一步划分，并且其中隐藏了两个"微分三部"的存在，一个是"来去"，一个是

"上下"。

脉势微分·三部

1. 脉势微分三部之一：来、去、本

在寸口脉，进入指下的部分叫作"来"，手指正下的部分叫作"本"，离开手指的部分叫作"去"。

寸关尺每一部的脉象都有"来"和"去"的划分。我们可以通过鉴别每一部脉势"来去"的不同来探查该部所对应脏腑部位的盛衰情况。

如上面经文中说的"来疾去徐"，说的就是进入指下的脉象比较"疾"，离开指下的脉象则比较"徐"即比较舒缓。这种情况的脉势是脉在向外、向上浮越，是根基收摄不足的表现。这种情况容易出现上实下虚或外实内虚的症状。

也就是说，在切脉的时候，切在"小三部"上的每一个手指下所能探查到的"脉势"都能分成"来、本、去"三个微分"脉势"上的部位。

2. 脉势微分三部之二：上、中、下

首先大家要注意，这里的"上中下"不是指"九候"中的"浮中沉"。"九候"中的"浮中沉"是指切脉手指按下的轻重不同所探查到的脉象对应脏腑以及疾病所在的部位情况。而这里"微分的上中下"是指切脉时手指停留在"浮中沉"某个部位时，脉象在手指下表现出来的分层情况。接近切脉手指的脉势部位就是脉势的"上"，在脉势的深层就是脉势的"下"，上下之间就是"中"。如图所示：

探查脉势的"上下"可以辨别"脉势"的盛衰以及判断疾病的发展趋势。

上面经文中所说的"上实下虚",指的就是在切脉的手指不动的情况下,脉来弹指的力道表现,刚往上弹的时候,上来冲击手指头部力道比较强,而头部过后的力量却比较弱。从脉势上看,来的时候脉势充足,而随后的脉势有明显的不足,有些虎头蛇尾。

这种脉势的形成也是由于病势走上、根基不足所致。这种在一部脉下出现的"上实下虚"等表现是鉴别脉势发展趋势的一个重要参考指标。比如同样是外感伤寒的"浮脉",在病情较轻的时候,这种"浮脉"中表现出来的"浮"的力度与疾病深重所表现出来的"浮"的力度区别非常大。用这里的脉势的"上下"就可以很容易区分出来。

这个"脉势微分三部",不是身体中生理部位的解剖位置,而是对"脉势"的一种微分。不像寸关尺,不管有没有心跳脉动,部位都在那儿。这个"脉势微分三部"在没有脉动的时候是不存在的。这个三部只是把手指下感应到的脉跳动的力度、大小、方向、盛衰等内容加以划分。

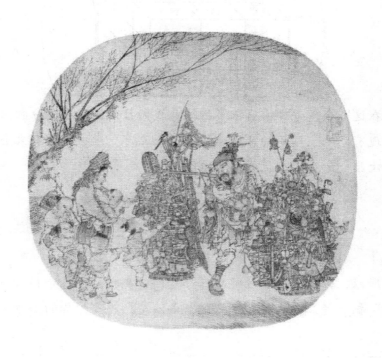

小　结

　　我们平时所谈的"浮、中、沉"，其实只是"本"下面的一点东西。

　　在切脉的时候，每个指头下面对应的都是"寸、关、尺"的一个"部"；每个"部"的下面都对应有"浮、中、沉"三个"部"；每个指头的下面都可以分为"外、中、内"三"部"；每个指头的下面都可以分为"来、本（中）、去"三"部"。也就是说，按照立体抽象切分，每个指头下面按着的脉位都是一个3×3的小魔方。如下图所示。

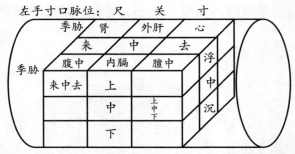

左手寸口脉位：尺　关　寸

　　在这个小魔方中，有很多区域是我们目前还没有充分利用的。但是在现有已知、已用的区域中，在每个"部"中也都含有来去、上下等再次细分的脉势部位。如下图所示。

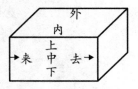

　　所以，如果想真正理解"三部"，首先就要把每个指头下的"小魔方"搞清楚。要想把"小魔方"搞清楚，先要把你的手指头练得比

较明锐、细腻，至少要能在每个指头下面同时分辨出四种以上的脉象才行。如经文中说："有脉俱沉细数者，少阴厥也；沉细数散者，寒热也。"这其中的"沉细数散"就是在一个手指下面查知出来的。察四种脉也只是基础，"小魔方"可是有"二十七"个分部，每个分部都有信息，可惜的是，本人现在也只能同时查到七种脉左右。心沉不下去，手指感觉就出不来，很久没有进步了……

好了，本节就这样吧。如果你也能把每个手指下的"小魔方"找出来，就能让你的手指在上面打滚了。按的轻重是察"浮沉"；左右滚动是察"来去"；前后滚动是察"内外"。此外，前后左右滚动时也要记得加上察"浮沉"的变化。

"色脉者，上帝之所贵也。"《黄帝内经》中的每一句话都足以用一生的时间去打磨和钻研。研究"三部脉"脉法，对诊断也有很大的实用价值。古传的"三部脉"脉法散见在《黄帝内经》等典籍中的各篇。在这"三部"中，"人迎脉"主诊查外邪致病等情况，"寸口脉"主诊查脏腑等内在情况。正常人这两部的脉象表现出来的力度、脉动的次数等方面都相应均等。正如《灵枢·禁服》篇中说：寸口主中，人迎主外，两者相应，俱往俱来，若引绳大小齐等。春夏人迎微大，秋冬寸口微大，如是者名曰平人。所谓的"平人"，自然就是不病之人。

"汉唐脉学"部分的内容，我们就先讨论到这里。更多翔实的脉学细节请参看《医道宗源·四诊精微》一书，其中有海量汉唐脉学的内容和讨论。

汉唐中医很简单。

脉与胃气

在诊断手法和工具设备极度兴盛的现代，很多人都以为中医的"四诊"是已经过时的、是老旧而且不精确的。其实，这是误解。

中医的四诊，若运用得得心应手，那么它很多方面的诊察都不是那些机器能望其项背的。

现在的中医我也算见过几个所谓的顶尖"高手"，但在四诊之中，还是通"问""闻"者多，而精"望""切"者寡。这是什么原因呢？

我看还是因为"心"静不下来。研究沉不下去，感觉就出不来，这个是没办法强求的。

《素问·调经论》："平人之常气禀于胃，胃者平人之常气也。人无胃气曰逆，逆者死。"在前面讨论"寸口何以为五脏主"的时候，我们强调一点是什么？就是这个"胃"字。我们在取寸口脉的时候，一定要注意察"胃气"。在寸口脉中，对应的哪一部出现胃气不足都是大问题；如果哪一部没有了胃气就会出现"真脏脉"，一旦出现"真脏脉"就不好玩了。内经说"一脏无气四年死，两脏无气三年死，三脏无气二年死，四脏无气一年死"。也就是说，一旦出现"真脏脉"，也就基本没得折腾了。所以大家在察脉中对这个"胃"和"胃气"必须要注重。下面我们通过两个案子来看看在这个时候顾护"胃气"的重要性。

凭脉，可以预见生死

这是2009年的一则病例。是年秋，一妇人来求为其女查脉。其女患重症再生障碍性贫血，先在天津血液病总医院治疗两年多，后因某些原因转回本地医院，状况据说还不错。

现在的孩子在家本就娇惯得很，生大病了更是一切由她。孩子不想吃饭，家长就由着她，给她喜欢的零食吃，一连多日。

第一次问脉的时候是下午，右关沉濡而弱，左关弦紧而僵，已经略带"石"象，触手而强。右足跗阳脉极短、极弱，触手阴寒。

其父母问询。

某沉思良久，告知不容乐观，很可能有危险，并建议无论如何晚上要给她吃些稀粥、米油，待明日清早再查。

次日清晨5点多钟，赶到医院，切脉。查其右关益发空虚，已见芤象。

问其父母，原来昨日并没有按要求给稀粥、米油。孩子不想吃，所以还是给她吃的方便面和其他零食，量不多。是啊，肝木极亢，脾土亏虚已极，必然腹胀纳呆，能吃才是怪事。

其父母求药。

某坦白告诉他们，此时胃气将绝，若无水米之气入腹，即便是用人参堆着用，也难以接续胃气。胃气将绝之时还考虑用药治病，只会促其速死。当前之法只有先给点谷气，垫一垫底，然后急用伐木崇土以保全后天之本，或能起垂决于万一。但因她在医院，又是垂决状态，干系极大。若无生死授权文字，某断然不敢用药。

其母跪求，说时间仓促，你给开药，我马上煎药，晚上得空就写给你授权。苦求无奈，遂拟一方：以四君子倍参、术，加柴、芍以平肝木。两剂。

次日清晨复查，左关稍微回，右关稍平，略见生意。

次日再查，右足跗阳脉略略出头，极短，如草木之嫩芽初起。

两日已过，其父母未曾授权，却求改方再用。

因顾虑太多，不得已让其守方。

次日清晨问脉却又见败象，问其父母，原来昨日孩子胃口略微恢复，想吃烤鸭，于是一天没吃什么水谷，只是靠一些零食、方便面、烤鸭、水果打发，药也没喝完。

不听告诫，徒呼奈何？只能叹气。没再改方、给药。责其务必饮食。明日再查。

次日清晨，切脉，两寸口尺肤触手油滑、右关枯涩略硬、左关弦长而坚，诸脉应指噼噼然——胃气断绝，死征已见。

于是告诉其父母，明日不再过来查脉了。

其母垂泪，问何故？

思量再三，乃告知"已见死相，必死矣"。

再问死期。

告知"短则两三日，长则五六日，估计一周内之事"。

其母再问，是否或有误差？可否西医检查？

告知当然可以，免得我错查，误你治疗了。

次日下午，呕吐，至子夜。此为"倒仓"。胃气竭矣。

次日上午，死于检查机器上，挂了一身的零碎。

在这个例子中，凭脉，是可以预见生死的。

凭脉，可以起垂绝

仲景言"见肝实脾"，相信中医人都不会陌生。

但是，"见肝"，怎样见？

最长用的有两种："观色"和"察脉"。而"察脉"更为常见一些。

这是一例凭脉察觉病人在胃气将衰绝时，运用"见肝实脾"全力救护而复生的案子。

某男，69岁，平素食少便多，体瘦。当年6月，大病垂危，食入不过一时即泻。菜叶宛然，不能消化，已有2日。

切其脉，左关弦长而硬，右关短濡微弱；诸脉应指僵硬，微见"石"

象，左足跗阳脉无，且喜尚未见阴寒。

又是肝木克土、脾土衰极之证。若不急当救护，不过五七日，必死。

于是某告诉其子女，此证大危，先别管治病了，保命为要。马上用上好米粥、米油2h一次，日夜给用，不可间断；另以补中益气丸加附子理中丸各一瓶合用，煮化，2h给一次，能吃多少给多少，吃完再煮；另用小柴胡汤倍芍药、加生白术，每日两剂合煎不拘时，少量频服（因为不喜欢人参的"土腥气"，不喝。所以不再另炖，改党参同煎）。

头日上午开始用药，至次日晚腹泻渐止，第三日大便成型。左足跗阳脉渐渐露头。

至第六日，左足跗阳脉基本充盈本部，但还很弱。

共计使用补中益气丸、附子理中丸各10盒、十全大补丸6盒。其中第一天、第二天均用补中、理中各4盒，第三天各用2盒，第四天改用十全大补丸3盒，第五天2盒，第六天1盒。

说实话，本人也是第一次如此大量地使用这些补益药。这样的量，正常人估计只消一天就补得中焦壅滞、胀满不堪了。但是病人居然连胀气、便秘都没有。同时配合疏肝健脾、崇土伐木，病人饮食渐渐恢复，诸证渐轻，后续的治病调理就不谈了。

《黄帝内经》曰："若浆粥入胃，泄注止，则虚者活。"在临床中还是很有指导意义的。

这两个案例，都是在脾土衰败、胃气将绝的关口上。但是却得到了两种不同的结果。从以上两个案例中，大家可以看到在关键时刻，脉诊起到了至关重要的作用。若无脉诊作为指导，运用"见肝实脾"的思路严防死守，则断无生理。

所以，好的脉诊是不可能被那些仪器所替代的。

脉道精微，深奥无边。

两层脉

仲景的伤寒脉学与内经是一脉传承的，而与明清后世的脉法区别甚大。大家不可以明清之学揣测汉唐之法。切记切记。

我们在学伤寒脉法之前先要知道一件事情：

脉象，是可以覆盖的。

也就是说，我们在切脉时只是切到病人当前应有的脉象而已。而这个脉象下面，往往还覆盖了一层、甚至几层的其他脉象。这不是无稽之谈，举个简单的例子：一个肝炎病人，其正常的病脉应该多见"左关弦"，这是病人的脉证相应。但是，当这个肝炎病人在触冒风寒而出现"太阳病"的时候，病人的脉象就会出现伤寒太阳病的脉象——"脉阴阳俱紧"，而完全没有了原来肝炎本有的"弦脉"。医生只能从病人的寸口切到"浮紧脉"，而左关原本的"弦脉"也同时被这个风寒的"浮紧脉"给掩盖了。

有人也许会说，不是吧，应该是"弦脉"变成了"浮紧脉"，而不是被覆盖了。这话听起来似乎有道理，其实不然。为什么？

因为病人原本有肝炎，左关出现"弦脉"是病人的"原病脉"。随后，病人感受风寒而见"太阳病"，寸口便显示出"浮紧脉"而不见原来的"弦脉"。难道病人原来的肝炎病因为感冒而康复了？当然不是。那么原来肝炎的"弦脉"哪里去了？不是说"有是病，则必有是脉"么？这个肝炎没有康复，那么"弦脉"哪里去了？目前只有一种解释，即它被"新病的脉象"覆盖了。只要你揭开这层新病的脉象，"原病的脉象"就会暴露出来。

这里再举几个案例。

【案例1】中医教授吴老爷子的大哥，经检查为肝癌晚期，在医院治疗无果。吴老爷子把大哥接回家转用中医调治。因与某私交颇深，招余会诊。切其脉，见太阳病之脉象——两手阴阳俱浮紧。吴老爷子认为这是"弦脉"。余不认同"弦脉"，坚持认为此为"浮紧脉"。吴老爷子惊疑，遂问何所据？某曰无他，据此脉象可知病人在肝癌查出来之前半个月至1个月期间，必然有一次重感冒没有好，随后才检查发现肝癌。吴老爷子且疑，问其大哥，果然在查出肝癌之前一个月内淋过雨，然后重感冒过。吴老爷子将信将疑，问除此之外，还有何据？余曰，如此脉象，直接用麻黄汤合麻黄附子细辛汤加减，透其太少之邪外散，即可恢复肝癌之弦脉。你再细品其脉象，与此时区别很大。吴老爷子惊疑不定，问有几分把握？回曰，九成。问，需要多久？曰，此人此证，可在4h以内完成。老爷子捋衣卷袖，那还等什么？开方抓药呗。用药取汗，散邪如期，再请切脉，他脉平和，左关弦脉显然。是以始信脉象可以覆盖。

这种新的脉象覆盖原有脉象的情况，笔者称其为"两层脉"。

这种现象在临床其实很常见，细心一点并不难发现，尤其在很多所谓的"疑难杂症"患者中更为常见的。只是不知道大家有没有注意过。

所谓的"两层脉"，指的是有些时候会出现外面的一层脉象，会像雪地一样，完全掩盖住其身体的本来真实情况的脉象反应的。要注意的是，不仅只有病脉会叠加覆盖。有些时候，病脉也会被常脉所覆盖，这种情况多见于一些有久病或痼疾的患者身上。例如一个身体羸弱的病人，他的脉象本来是非常"细弱"的。但是在该病人感受风寒之后，脉象反而只表现出"浮紧"的情况，在寸口根本诊不到原来的"细弱"的脉象。由于受寒的缘故，脉象反而显得比较有力，这就是典型的"伤寒之脉"掩盖了病人"本来之脉"。这并不是因为病人的体质因为受寒变得强大起来了，而是形成了"两层脉"。

大家需要注意的是，"两层脉"不是第二层脉"代替"了原来的脉，而只是简单的"覆盖"即把本来该有的脉象掩盖了。并且，当第二层脉被剔除之后，原本的第一层脉也会恢复本来的样子。

也许有人不理解，研究这个"脉象覆盖"有什么临床意义？见脉治病就是了。

其实不然。

上面说了，脉象是会覆盖的。既然一个新的脉象可以覆盖一个老的脉象。那么，有些脉象就有可能"被覆盖"。例如一个素体脏腑虚弱的人出现重症的伤寒太阳病，这个时候伤寒病的脉象就会覆盖掉病人原本的"脏腑虚弱"的脉象表现。此时的脉象表现出来的就是"邪实"，如果不能查看到"正虚"，一味地按照"邪实"用药，很可能会出意外的。

这里举两个典型的"两层脉"的例子。

【案例2】某患，武汉人，自诉：容易出汗、畏寒怕冷，容易疲劳，疲劳不容易短时间恢复，腰背发硬，颈椎、腰椎常咔咔响。病2年多，以前吃过附子、桂枝，但用药则更加发凉、怕冷。

切脉：两手三部皆浮紧。

从脉象上看，这是一个典型的太阳伤寒病例，当是伤寒"葛根汤证"无疑。

那么，是不是直接给"葛根汤"就行了？不行。

虽然此症从脉象上看只有"浮紧"之象，但是从其自诉中，患者明显还有"里虚"之证，而"里虚"之脉却并不可见。这种情况用"麻黄"，如果不注意用量和防护，风险是非常大的。

于是某告诉他，你这个情况能经历两年多显然并不简单，按照诊断分析来看，你的症状有两大块，第一是外感，第二是久虚。在你清除外感的时候，可能会出现感冒的一些表现。在外感清除之后，你的脉象又会出现极其虚弱的样子。虚弱到两手脉几乎比现在这种脉象的情况要衰六成以上，将会呈现一种很"濡缓而细"的样子。而且我也会给你用到"桂枝"和"附子"，但别害怕，应当不会出现以前的身上"更发凉、怕冷"的情况。而且考虑到你体虚的情况，这个外感的药物必须在监督下使用。

病人很讶异地接受了。

用药：麻黄18g，桂枝12g，葛根50g，生白芍10g，生白术12g，细辛

9g，制附子15g，生姜1大块。

浓煎。

晚饭后，给1小碗，先服2/3，10min后再服用余下1/3。待汗出。这种给药方法就是顾忌到病人本虚。

1h左右，胸背、颈项略汗出。查脉，浮紧未衰。于是再给第二遍，1/2小碗略多点，20多分钟后再次出汗，自诉后背发热，活动颈椎没有咔咔声。

查脉：右寸略弱。

问之，说略有胸闷。这个就是病人本虚所致。常人伤寒，一般的体质都可以轻松承受18g麻黄的药力而不会出现"胸闷"的情况。出现胸闷就表示病人的"肺气"已经损耗得比较严重了。

故冲化"十全大补膏"2勺予服。10min后，胸闷消失。这里说一下，此时最好用补中益气丸，煎化给服最好。因家中没有，所以用十全代替，也可以使用热粥，效果也很好。这是什么原因呢？是麻黄开散时大量消耗肺气所致。所以，应该要注意及时补益肺气。而这里的补益可以有两种方法，一种是直接用汤药，这个有些麻烦且不及时。一种就是使用补中益气丸煎化。还有一个就是直接使用热粥。其实，使用补中益气丸和使用热粥的道理是一样的，就是通过补益"脾胃"来补益"肺气"。大家能明白"卫气出上焦"的道理，理解这个就很简单了。能明白"卫气出上焦"这个道理，就能明白组方中的生白术的用意以及用补中、十全、热粥来处理麻黄带来的胸闷情况。

10点多的时候，患者的脉象开始出现松解，同时开始出现打喷嚏等类似感冒症状，症状很轻。

11点多，患者的脉象又出现了一次紧结，自诉膀胱下有点发热、有点难受。未给药，加刮足太阳经。缓解。

看护至凌晨1点左右，送他去宾馆休息。

次日中午再用药一次，下午患者的脉象基本松解，开始出现"濡细"。这种脉象和用药之前的预计完全吻合。要注意，这里的"脉濡细"

并不是用药消耗所致，而是病人本来的脉象。何以知之？因为用药消耗的脉象是会很快恢复起来的，而身体本来的脉象就会处在这个层面上不再变化。也就是说，病人身体本来的"濡细脉"被风寒的"浮紧脉"所覆盖了，如果不能及时发现，一剂麻黄下去，很可能会导致灾难性的后果。这也就是研究"两层脉"的意义所在。

看护至4点，让其自由活动。

次日，带药回武汉。

大家在临床中一定要注意，不可见"浮紧"就是"浮紧"而再无其他了，还要注意脉象背后看不见的东西。所以，仅有好的脉诊还是不够的。临症要注意"四诊合参"，这样才能尽可能减少意外。

在这个案子中，"两层脉"的表现还是比较明显的，不难理解也不难判断。但还有很多时候，这种"两层脉"是非常隐蔽的，需要有不错的眼力才能查知的。比如下面的这个案例。

【案例3】某女，46岁，辽宁盘锦人。

自诉：双腿无力、重着多年，右腿尤重，无法自行将右腿抬起架在左腿膝盖和大腿上（需用手帮忙才能勉强做到），右腿根部牵扯痛；两膝关节紧痛；两踝关节胀、紧痛；两腿很少出汗。肢体活动时，脊柱会有响动，并震动头脑，难受；左胁下内有气胀如小球。求治多年，无显效。

望：其人形体偏胖，面黄略黑、略胖。舌红，舌体偏瘦，舌苔略薄白，少津。

闻：言语声低。

问：大便溏，少有成形，口不渴；睡觉翻身比较困难。

切：两手寸口脉皆沉濡弱，两尺尤甚。

分析：此证从脉来看，乃大虚之候，所以身体困重无力。从症状来看，颇有类似于"强直症"；但区别也很明显。从舌苔、舌质来看，此人脾脏尚好，未生内湿。

诊断：此为"痹症"，乃风、寒、湿三邪所伤，更兼脏腑亏虚，抗邪乏力，故致使外邪客于腠理、肌肉、经络之中经年不去而成此症。

辨治：此症外邪较重，法当汗解。但由于两寸皆"沉濡弱"，恐身体挡不住攻伐药力，故当先行调补，后再能考虑"攻伐"。预计需用时两个多月。

用药：先连用两周温补肝肾，方用：制附子、杜仲、川断、肉桂、白术、茯苓、黄芪、党参、当归、怀牛膝。两脉略起。病家见无显效，比较着急，计划试用药1个月，若效果不满意，准备回辽。囿于时间和形势，第三周开始转用麻黄、独活发汗解表祛湿，并明确告知患者，此时用药攻伐，身体比较勉强。方用：麻黄、桂枝、独活、黄芪、党参、白术、杜仲、细辛、制附子、生姜。连用两周，面部减瘦，眼睑变薄，面部浮肿开始消退；两腿、两膝盖症状开始缓解。同时身体消耗较大，更加疲累乏力。虽然已经考虑到同时大补耗损，但依然不够。一月已到，病家决定继续治疗。

发汗之后，脉开始出现预计中的寒象转"浮紧"，与分析吻合。再汗之后，寒象消散，脉重回"濡弱"。脊柱未再震动导致头晕难受，诸症继续缓解。总结前面的用药反馈，此人似乎耐药性较强。某开始用常人倍量与之，单走除湿补肾。方用独活、羌活、川断、杜仲、牛膝、制附子、细辛、干姜、生地、当归、茅根。大剂量连用三周（中有随症小幅度加减出入），两腿轻松，症状缓解，右腿可以勉强自行架于左腿膝上（不用手帮忙）。膝盖、踝骨症状发紧，不痛了。期间外出旅游一周，膝盖有痛，休息后缓解。此为消耗太过所致，不足为患。

时逢江南梅雨，阴湿较重，病家症状比较稳定，未因湿气而反复。尚幸。水湿渐去，正气渐复，两手脉均有起色，唯独右尺依然最为沉弱，无口干、便秘之状。效不更方，续用前方加减。但重点则从祛邪除湿为主，转为扶正补肾为主。连用两周。症状进一步减轻，两脉浮起，指下有力。继续调理肝肾，祛湿。

病家尚算满意，又接女儿来看哮喘（另案不录）。计划近期返辽。

小　　结

总体来说，此病是"邪实正虚"的情况，病情比较复杂。再加上病家较常人更为耐药，所以多年来用药效果不佳。其实，若能四诊洞察，经络肌肤之邪、脏腑经络之虚自然历历在目、了了如观掌指。辨治用药严格遵循仲景的先后顺序，解外安内，并不算太难。唯一变数，只在于此人耐药性很强，常量难以取效。

在本案中，值得注意的是最初切两手寸口脉皆沉濡弱，两尺尤甚，显然并无"风、寒"之象。诊断何以判此病为"'痹症'，乃风、寒、湿三邪所伤"？

是从"症"。

正是因为对"症"的认识和把握，可以知道病人必定有"浮紧"之脉象被掩盖。所以才能在用药之前，就预计到"发汗之后，脉会开始出现寒象转浮紧，与分析吻合"。

这里，脉从最开始的"两手寸口脉皆沉濡弱，两尺尤甚"，用药后变成预计中的"脉转浮紧"。可见其人原本是有受"风、寒"之邪的。但为什么在初诊的时候却没有半点"风、寒"之象呢？

这是因为，病家在久拖或误治之后，原本的风寒之象被新的脉象所覆盖。所以，在脉象出现一片"虚损之象"的时候，难免就会让人受其"表象"所欺骗。这个病人，虽然开始表现的都是虚损的脉象；但是，她的很多症状都不是仅仅"虚损"所能导致的。例如类似"强直"的脊柱响、震；膝关节、髋关节的异常，这些都不是虚损该有的病症。

前辈有云："有是病，则必有是脉。"这里的"病症"有了，却没有相应的"脉"来对应。原因何在？

很简单，被覆盖了，被掩藏了。

所以，不怕狡兔三窟，要自有一定之规。被覆盖的脉象在四诊合参之下是无所遁形的。大家临症时不仅对"可见之脉"要明辨，对"不可见之脉"更要心中洞明。

上述几例都是"两层脉"的临症表现。如果大家在实战中不能认识到"两层脉"的存在，不能驾驭彼此之间的关系，那么在"平脉"的时候就容易出现问题。

脉宜细分阴阳，细说促脉和数脉

后世脉学太过简单化了。例如比较常见的"数脉"，《濒湖脉学》："数（阳）。数脉，一息六至（《脉经》）。脉流薄疾（《素问》）。数为阴不胜阳，故脉来太过焉……"从李时珍的《濒湖脉学》来看，所谓的"数脉"就是取《脉经》所说的"一息六至"，并且把"数脉"定义为"阳性的脉"。

那么，"数脉"就只能在阳性的表现中出现吗？发热、大实、运动之后，脉动"一息六至"，会出现"数脉"。这个"数脉"符合"数脉"的定义，搏动的次数对应，也是"阳性"的表现。但是，在临床常见的"心脏病"人里面，"心动过速"表现出来的脉象有很多也是"一息六至"的。这个也是"数脉"吗？有很多有"脾肺气虚""中气不足""肾不纳气"等症状的病人，动则气喘、心慌，这些情况表现出来的"一息六至"也是"数脉"吗？

当然不是！

难道"数脉"只要满足"一息六至"就可以了？那还要"脉的属性"做什么？"数脉"的定义是"阳性"，而心脏病的"心动过速"、虚人的"动则心跳过速"分明就是"阴性"的表现，只是脉来急促而已，并没有阳性的表现。所以，这里出现的只是"促脉"，而不是"数脉"。这里的"促脉"只是"阴性的脉来急促"的表现。与《濒湖脉学》定义的"促（阳）：促脉，来去数，时一止复来（《脉经》）"不是一回事。

话又说回来，这种类似的定义打架也不是现在所独有的。早在《黄帝内经》《伤寒杂病论》时代就已经出现经典前后中"定义打架"的情况。只不过现如今的人更懒些，很多基础的理论定义也厘不清了。做学问浅尝辄止，没有深究的想法。或许，是根本没有深究的能力。

　　为了把这两种不同的"一息六至"的脉象精准地区分开，我们把这种"阴性的脉来急促"的表现定义为"促脉"。这个"促脉"的属性是"阴中阳"，对应区分的是"数脉"。而《濒湖脉学》中定义的"促脉"对应讨论的是"结脉"。相关的讨论见于笔者专门讲四诊的《四诊精微》，因此就不在本书中重点讨论了。

　　申明一下，这个"促脉"不是笔者自己定义的，而是仲景折腾出来的。在仲景《伤寒论》中，很多地方出现的"促脉"其实就是指的这种"阴中阳"属性的"促脉"，很多情况下这些促脉都没有"来去数，时一止复来"的数动一止复来的表现。例如：

　　"太阳病，下之后，其脉促，不结胸者，此为欲解也。"

　　"太阳病，下之后，脉促，胸满者，桂枝去芍药汤主之。"

　　"太阳病，桂枝证，医反下之，利遂不止，脉促者，热未解也；喘而汗出者，葛根黄连黄芩甘草汤主之。"

　　……

　　这几条中涉及的"促脉"都是指这种"脉来急促的样子"，而不是"数动一止复来"的"促脉"。这种"促脉"的表现在临床比"数动一止复来"的"促脉"更为常见。最重要的是，在仲景《伤寒杂病论》中出现的一些"促脉"都是"误治"所导致的。例如上面几条，都是太阳病"误下"所致。而经笔者自己亲身试验和用其他"太阳病人"故意"误下"来复制上述条文中的病理表现时，所表现出来的脉象正是我们所说的"脉来急促"的"促脉"，基本没见到"数动一止复来"的"促脉"。

　　道理其实也很简单，看"太阳病，下之后，其脉促，不结胸者，此为欲解也"这条，如果病人真的出现的是"来去数，时一止复来"的"促脉"，那么病人的预后就堪忧了。而不是仲景经文中所言的"此为欲解也"。为什么？你可以对照《濒湖脉学》中看看。

　　促脉，来去数，时一止复来（《脉经》）。如蹶之趣，徐疾不常（黎氏）。《脉经》但言数而止为促，《脉诀》乃云：并居寸口，不言时止者，谬矣。数止为促，缓止为结，何独寸口哉！

[体状诗]促脉数而时一止，此为阳极欲亡阴。三焦郁火炎炎盛，进必无生退可生。

[相类诗]见代脉。

[主病诗]促脉惟将火病医，其因有五细推之。时时喘咳皆痰积，或发狂斑与毒疽。促主阳盛之病。促、结之因，皆有气、血、痰、饮、食五者之别。一有留滞，则脉必见止也。

这种脉象是可以自愈的脉象吗？显然不是。

所以，仲景所言的"促脉"显然不是李时珍所指的这个"促脉"。

这条经文的意思是太阳病，在医生误用攻下之后，虽然出现了中气虚损，但是外在太阳的病邪并没有随着这种机会而乘机向里入侵。这里潜在的意思就是病人原本在太阳的邪气并不强。

何以知之？在脉！

外敌攻城，守城有5万将士，敌人没攻进来。由于主帅的误操作，守城将士死伤了3万人，防守能力大幅度衰退，但是敌人还是没攻进来。可见外围的敌人势力不强。

何以知道敌人没攻进来？在脉！

如果病邪随着里虚入侵便应该有随之而见的相应脉象。例如在邪入阳明则当见阳明脉，或洪或大或实等；若邪陷胸中则脉当见实或促（这个是数动一止复来的促脉）或结脉，而这种病脉显然是病势加重、加深的表现，是断然不可能出现"此为欲解"的。所以，这条经文中所言的"其脉促"是正气来复正在抗邪的表现。正邪角逐，邪在外未散则"促"；外邪散去，其"促"自解，所以仲景说"此为欲解也"。

何以知邪能散去？还是在脉。

本来又是外邪，又是误下，又是入侵传经，随便哪种情况都会出现相对应的脉象改变。而只要是病势发展、深入，在可能出现的脉象中，恰恰不会出现这种"其脉促"的"促脉"。这种促脉分明是正气来复，前势被病邪所阻，正气后势推动而见脉来急促的样子。正气不能通达，前锋受阻明显而见脉势急促，可见病势也不算是太轻。但是，虽然有邪势阻滞，却并没有相应的病脉，可见此时邪势也不算多重，毕竟尚不能明显改变脉象。这种病势的外邪才是身体可以自愈的范畴。这里衡量病情、衡量病势、衡量正气、衡量不同体质之人其身体自身的抗邪能力等，也是"平脉"的内容，就是借助脉象来计算。

我们再看看上面的第二条经文，"太阳病，下之后，脉促，胸满者，桂枝去芍药汤主之。"这里的"脉促"，是指"来去数，时一止复来"的"促脉"吗？也不是。

何以知之？

看看李时珍在[体状诗]中的定义："促脉数而时一止，此为阳极欲亡阴。"如果仲景条文中的"脉促"是因为"此为阳极欲亡阴"的话，那么仲景使用"桂枝去芍药汤主之"就是昏了头了。为什么？病人都已经"阳极欲亡阴"了，桂枝下咽，必死无疑。

仲景昏头了么？仲景自己说过"桂枝下咽，阳盛即毙；承气入胃，阴盛以亡"。可见仲景并没有昏头，他知道阳盛不能用桂枝。那么，他在这里敢用"桂枝去芍药汤主之"可见这里的"脉促"并不是那个"此为阳极欲亡阴"的"促脉"，它只是"脉来急促"的"促脉"而已。

此外，仲景这种"误治"条文所论述的表现是很容易通过具体操作再"复制"出来的。读者不妨临证试试，看看出来的是什么"促脉"。可以先自己亲身体会一下，有条件的话，也可以搞个100例伤寒太阳病人给他"误下"，看看出现"脉来急促"的"促脉"有多少，"数动一止复来"的"促脉"有几个。

为什么要强调这种"促脉"的意义？

医学理论的讨论和研究，所有意义都是要有利于临床。否则就毫无意义了。笔者在这里把"数脉"和"促脉"放在一起讨论，就是因为这两者在《伤寒杂病论》中，有着相互参考、印证的意义。

例如，在伤寒太阳病初始，病人无热而出现鼻塞、胸满、气喘、气促等症状。此时的脉象就可能出现明显的"浮紧而促"的表现。这里虽然脉象有"一息六至"，出现的却是"促脉"而不是"数脉"。而在伤寒阳明病，病人高热、大汗、胸满、气喘等症状时，所见的脉象也多见"一息六至"，这个往往就是"数脉"而不是"促脉"。

总之，"数脉"是"阳性"的表现。出现"数脉"的时候，用药往往多用"清"、用"泻"。比如白虎汤症、承气汤症等。而"促脉"属于"阴性"的表现，是"阴中阳"，所以用药往往多用"宣"、用"散"，比如麻黄汤症。

一般来说，"数脉"多见有热或高热、有实等情况，如"实热症"，常见的肺炎发热等多就是数脉。"促脉"多见于有实、无热或低热，如"郁热症"，常见的外感低热大多都是这种"郁热"。"实热"宜清，可用黄芩、石膏之类清其热；"郁热"宜宣，可用麻黄、桂枝之类散其热。认识了两者的异同，要想区分还是比较容易的。

但是要注意，在临床还多见随着病势的深入和发展，病人刚开始可能出现的"郁热"会逐渐转变成"实热"，脉象也从原本的"促脉"转变成"数脉"的情况。最常见的就是在太阳病传阳明病热证、太阳病传手少阴病而出现肺炎发热以及温病初起发病到病势加重出现高热的时候等，在这种情况下多能见到"促脉"转变成"数脉"的表现。但即使两者脉象近似、症状相似，它们的性质也是完全不同的，它们的互相转变是病理变化所产生的脉象改变。例如仲景的"麻黄杏仁甘草石膏汤"其实就是解决太阳病向阳明传经过程中出现的既有太阳郁热，又开始有阳明实热的一个过渡期的方子。后世很多人不理解，喜欢把这个方子归类到治疗"喘"症的分类中去，说到底还是不明其理。

所以，大家在临诊时，如果能准确区分开"数脉"和"促脉"，那么处方和论治就都会都非常明晰。谁说中医是"糊涂医学"？中医明明是非常严谨的、可以通过精准的计算来完成治疗的医学。

更多相关的脉学讨论我们将在《医道宗源》系列中《四诊精微》卷中展开。这里谈到的一星半点都只是列举出来让大家看看汉唐的中医基础理法与明清以后有哪些差异而已，并不是全部内容。

脉有假象

很多人"切脉"十几秒、几十秒就能搞定。

这个，我真比不上。我"切脉"一般都需要几分钟、十几分钟甚至更长的时间。反正没什么事儿，切切脉，聊聊天，细心体察其中的细微之处。

杭州有一位年轻的老病患，多年肠炎求治。初切脉时，见两手"寸口皆紧"，貌似受寒。但查其舌苔及掌指色泽、纹理却并无受寒迹象。

我内心觉得奇怪，为什么会出现这样的情况？

于是一边细心切脉，一边和病者闲谈、玩笑。大约二三十分钟后，病者的脉象变成"沉而细弱，左手关、尺几无"，再切良久，稳定无变化。

此例的脉象变化前后相去天渊。

原来此人极其胆小，怕见生人，容易高度紧张。所以开始切脉时，其人两寸口皆紧，极似于受寒之象。若不细查，非常容易忽略其真实脉象。

可见，察脉虽然可以观生知死，但若是被假的脉象蒙蔽了，可就失之毫厘，谬之千里了。

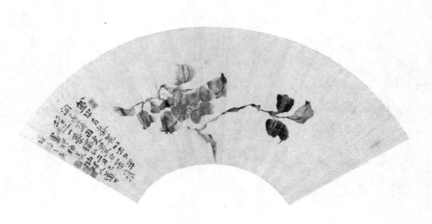

第四篇　基础的综合运用

　　中医是非常严谨的，中医理论都是可以数据化细分并加以计算的。望色、脉象、病势、组方、用药、服药、转归、养摄……但凡动手处，莫不可计算。病有势，脉有势。脉势，可查病势。所谓"势"，强弱，盛衰也。通过对病人脉象的把握可以清晰察别病邪的所在及发展趋势。

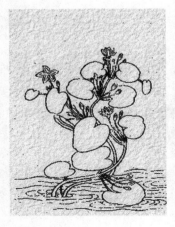
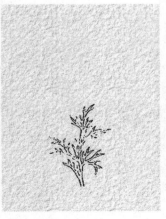
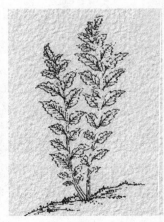

计算·第一

前面说过，中医是非常严谨的、可以通过精准的计算来完成治疗的医学。就像棋手一样，计算能力基本决定了棋手的段位。段位越高，计算能力也就越强。越是好的中医，在临诊、临症时的"计算量"越是可怕。真正高手单位时间内的计算量都十分恐怖。

举个例子：一个形体较瘦的病人，含胸，面暗黄略黑，有明显的"风寒"感冒的重症，胸闷、背胀、全身酸痛、鼻塞、声重、咽痛、不咳嗽等。

这是很常见的一种重感冒的表现。这样一个病人求诊，从他走过来起，计算就开始了。

一般的医生就会判断：哦，重感冒了。心中就已经处方好了：某某感冒药一盒、某某消炎药一盒、某某润嗓清咽片一盒，应该可以搞定。不行就各用2盒或者3盒。多久能好？不好说，也许三五天，也许一两周，总之一个月二十天估计肯定能好了。说实话，这个基本不能称之为计算，只是"条件反射"而已。"条件反射"是动物的本能之一。在某些方面加以强化之后，很多医生看病也不过就是这方面的"条件反射"罢了。

好点的医生就会有些计算了。

(1) 这是什么病？是"伤寒"。

(2) 是伤寒的什么阶段？好像"太阳病"。

(3) 该用什么方药？翻书抄一个，或者背书抄一个。

(4) 多久能好？估计两三天应该差不多。

再好点的医生计算就会更多些。

(1) 这是什么病？是"伤寒"。

（2）是伤寒的什么阶段？是"太阳病"合"少阴病"。

（3）病势如何？太阳中度+少阴轻度。

（4）该用什么方药？麻黄汤合麻黄附子细辛汤加减即可。

（5）诸药的用量如何？此人外感很重，胸闷，肺气壅滞明显，腠理闭塞；无明显咳嗽，肺气肃降尚无大碍。这么重的病势，可以使用麻黄30g，细辛9g，制附子12g，杏仁7g，炙甘草12g即可。热服，微微取汗。应该在一至两天可以康复。

辨证准确，方药相应。这种医生已经很不错了。但是，计算得还不够。

我是怎么计算的呢？

首先，病人一走过来，根据具体的症状表现，基本就能判断出是什么情况。哦，风寒感冒重症，病邪主体应该主要还在"太阳经"，但病势前锋已经传经，入侵了少阴经。病邪传入少阴经，病人的面色必然会出现相应的"暗色"，所以病人面色略黑。病人形体瘦弱，含胸，基本可知此人脾肺气虚明显。并且在这么重的感冒、胸闷的情况下，还是含胸，可知此人平素上焦之气就很不足。面色暗黄，可知此人脏腑必有积寒，脏腑精气必然不足，诸脏阳气也较弱。此外，还可以根据病人的面色，大致判断一下少阴经和肾脏寒气以及受邪深浅等。

病人坐下来，通过四诊来进一步精确地诊查病人的身体状况、疾病状况。

（1）这是什么病？是"伤寒"。这是对疾病纲领性的判断。

（2）是伤寒的什么阶段？是"太阳病"合"少阴病"。

太阳病分10层，此人当在太阳病初始第4层，较重。

少阴病分10层，此人当在少阴病第2层，较轻。

这是疾病分经、分层，以及病势上的判断。

上面的这些都是原始信息的采集，还没有真正开始计算。

（3）该用什么方药？麻黄汤合麻黄附子细辛汤加减即可。

从处方开始才真正开始计算。

此病人病势重点在太阳经，病邪主要是风寒，所以治疗上就必须使用"麻黄"作为主药，以达到开腠理、散太阳之风寒的目的。同时，麻黄配合细辛、附子，可以搜提深入少阴之邪，达到祛邪外出的目的。根据病势的程度，这个病势下需要使用麻黄30g，细辛9g，制附子12g，杏仁7g，炙甘草12g。煎汤，热服，微微取汗。如此用药，患者应该可以在20min左右症状缓解、咽痛减轻，可以在4h内恢复正常，达到"平气"的效果。

这是对疾病病势的计算。这么大的病势，需要这么多的药物来解决。就像"救火"一样，这么大的火势，用这么多水可以扑灭，这是"常"的范畴。但这只是衡量了疾病病势和药力的情况，还是不够的，需要继续深入评估病人的体质。所以，还要继续计算。

(4) 病人体质如何？能否承受这么大的药力？首先，此人素体虚弱，脾肺气虚，上焦不足。那么一次30g麻黄的药力，病人承受不住，最多一次只能承受20g的药力。那么问题就来了，使用30g的麻黄就会超出病人的承受能力。不使用30g，药力又不够。应该如何平衡这个问题呢？

有两个办法：其一，把麻黄的用量减少到病人可承受的范围去。其二，用药补充脾气、肺气，暂时尽可能地让上焦充实一些，让上焦能承受更大程度的攻击病邪的药力。

要最大限度地保证药效就要尽量减少一些麻黄的用量，但保证药效的前提是保证安全。为了达到尽量减少麻黄的目的就要尽可能提高病人的承受能力，这里就是要尽可能地补充脾肺之气，充实上焦。因为麻黄作战主要消耗的是上焦的肺气和卫气。所以，上焦能承受多大的消耗就决定了麻黄能用多大的量。

那么，根据上焦之气的来源，补充上焦之气有几个方法。

(1) 直接补充肺气。

(2) 补充脾气，以生肺气。即补土生金。

(3) 升提脾胃中焦之气，支援上焦肺气。因为脾胃之气也是肺气的来源之一。

(4) 补充肝气以补充肺气。这是因为肝气上升，可以在上焦促进肺气的补充和交换，同时肺气的肃降也辅助了肝气的疏泄，这就是"肝气升于左，肺气降于右"的气机循行模式。

（5）升提肝气，补充肺气。

这些方法，各有所长又各有所短。

（1）直接补充肺气，可以使用黄芪、白术等，优点：肺气获取直接、快速。缺点：因为病人素体脾胃气虚，导致肺的承载、容纳肺气的总量有限，也难以存储。此外，直接补益肺气，可能导致肺气壅盛而加重胸闷、胀满的情况。

（2）补充脾气，补土生金，可用生白术、干姜、人参等。优点：来源稳定；缺点：单位时间内生成总量不足。

（3）直接升提脾胃之气支援上焦，可用升麻等。优点：可以直接、快速而且温和地填充上焦；缺点：这是挖老底的做法，动摇根本。

（4）补充肝气，可用桂枝。优点：直接、快速地填充上焦；缺点：肝气相对来说过于刚猛，不够柔和。

（5）直接升提肝气，可用桂枝、柴胡等。优点：快速补充上焦；缺点：过于刚猛，并且动摇根本。

明白各种方法的作用与优劣，在临床运用时就可以权衡利弊，做出更有针对性的选择。

某在单纯"补虚"的时候常选择"补益肺气"结合"补益脾气"同时使用来补益上焦的不足。只有当这两者结合使用仍不足以补益的时候，才加入"补益肝气"之法来补益上焦。但是像这种补益上焦之气用来解表攻邪时，则常选择"补益肺气"结合"补益肝气"来使用。原因很简单，"肝气"也是"卫气"的来源之一，所以在开腠理的时候，用肝气的补益来源更好用、更有力一些。不到万不得已的时候，一般不使用"升提"脾胃之气和肝气来抗邪。原因也很简单，成本太大、损伤太大。

如此，处方就变成了麻黄30g，细辛9g，制附子12g，杏仁7g，炙甘草12g。加桂枝12g，生白术15g，干姜12g。

这样增加药力补充进去，基本就能最大程度提升病人上焦的实力了，此人承受麻黄的能力就会明显增强。但是能增强到多少呢？原本只能承受20g麻黄药力的，达不到要求。现在肺气有了补益，能不能承受30g的药力呢？根据预判应该勉强可行。

那么，现在又有两种选择。

一是就这样处方，顶着用药药力的上限走。优点：可以一战而愈。缺点：需要计算、把握的太多，风险较大。

一是减少麻黄的用量到23g组方用药。优点：安全、有效。缺点：不能一战而愈，需要连续用药。

如何取舍要视情况而定。如果我亲自煎药、给药、看护，那么就可以选择第一个用法。如果不是我亲自煎药、给药、看护，我会选择第二种用法。

第一种用法可以做到"覆杯而愈"。

第二种用法可以做到"衰其大半"，然后还要计算剩余的病邪，再次补充攻击。

第一种用法的计算，在组方、用量上的计算基本完成，但在使用的时候仍有非常精细的计算。病人第一次用药，需要给药多少分量是需要综合计算的。总体来说，在第一次给药的时候，我们就要尽可能地达到"在安全条件下的最大化散邪"的要求。因为这时病人身体的正气相对最足。随着用药的消耗，病人的身体正气会很快消减。同样一份可以"覆杯而愈"的配药，如果每次给药的分量出了问题，同样可能在不完全祛病的同时还消耗了身体的正气。这个道理很简单，一斤酒一口喝下去，大多人都会醉了，而一斤酒平均分作10次喝，对人的影响就很小，大多数人都能承受。所以，这个分药的量很有技巧。我分药一般是按照7：2：1来安排，第一遍给药是70%的药力，相对来说比较安全，但也足够开腠理散邪。一般来说，用药后10min左右，病人的脉象就会开始出现变化，而且用药之后脉象还非常复杂多变。首先腠理未开之前，"浮紧"的脉象必然会变得更加"促急浮躁"。随后腠理打开，此时未必有汗，但腠理已经在开泄了。此时的脉象就又会开始变得"浮紧"。但此时的"浮紧"比用药之前的"浮紧"要松解很多，并且还会逐渐松解下去。随着脉象的松解，病人的各种症状也会随之缓解，有些症状可能消失。此时，要严密注意脉象中"浮"与"紧"的关系。如果发现随着药力的消耗，"浮"变得开始有"濡""软""细弱"等表现，而"紧"的变化却不太大，这提示身体的正气消耗太过了，需要及时补充正气。此时补充正气的方法也有很多，比如：一用稀粥，直接补充胃气。优点：这种补益可以在几分钟之内达到补充正气的目的。缺点：如果战斗迁延，连续吃稀粥，胃可能受不了。二升提中气，补充上焦肺气。这里可分为升提脾胃中气和升提肝气两方面。简单一点就是使用"补中益气丸"直接就升提中焦之气用以上焦消耗。优点：便捷、有效。缺点：过量使用会动摇中焦、下焦之气，这是动摇根本的损耗。两者在应急的时候都可以择宜使用。

一般来说，当第一次给药30min到1h之间，"浮紧"脉就会出现明显的变动。但是当90min左右，"浮紧脉"变动有限，这是正邪力量胶着，表示药力不足了。此时就需要跟上给第二次药，但药力并不需要太大，所以分的只是20%的药力。道理很简单，正邪胶着就表示药力已经可以持平病势了。此时两者力量已经达成了一个平衡对抗，就像天平的两端一样，只要加上一个不大的药力就能一鼓作气扫荡病邪。但一定要注意对"正气"的观察。当"浮紧"脉中的"紧脉"逐渐消散，脉象变得柔和的时候，基本上就是邪势退散将尽了。此时，可以使用剩余10%的药力再分成几份，给药巩固。并且根据脉象的逐渐恢复，可以慢慢拉开给药时间。逐渐到2h、4h、6h间隔分别给药一次，以平息"余邪"。这个后续很重要，只要病人在这期间避风、避寒，就不会再出现病势反弹。否则，病势常常会出现反复。在这种情况下，身体正气已经消耗得七七八八了，如果再出现病势反复就麻烦了。正气不足，抗邪无力，病势就会乘势深入。所以，一般这种反弹的病势都不轻。

上述步骤中都包含了相当复杂的计算。而这种计算的目的其实也就是在"平气"。

所以，如果选择第二种用法就要平和很多，但同时效果也会缓和很多。主体和第一种用药法差不多。区别只是在于：

第一种用药基本是最大程度地利用了正气和身体可承受能力下的"上限用药"的药力。

而第二种用药法在第一次用药的时候有所保留，给身体预留了足够自保的正气，相对来说就要安全得多。这种方法可以放手让病人回家自己服药。但也正因为相对平和，所以治疗所需的时间也就更长些。时间一长，这期间的养护问题就要多很多，例如药后不可以出门、不可以吹风、不可以吃寒凉的东西、不可以吃甜食等。所以，在第二次攻击的组方计算中就要考虑更多这些方面的内容。

……

上面阐述的内容还只是粗略的主体计算。真正在临证中，计算是无时不在的。时刻关注病人色、脉的变化，通过四诊的反馈，经过尽可能周密的计算来指导治疗，如此等等，很难吗？

这还只算是正常范围内的计算。

有些危重病人，在临床的时候，用药简直就是"火中取栗"，那种计算才是真的可怕。例如有些危重病人需要使用"麻黄"或者需要使用"大黄"之类，总之是攻击性的用药时，不用不行。药力用大了，病人身体承受不住，很可能就一药而毙；药力小了，不仅达不到治疗的效果，反而可能出现意外变证。而且有些变证也一样会致命。例如该用50g"麻黄"药力的发散，如果你只用到30g，不仅病不能除，反而可能导致心脏衰竭。该用50g大黄攻下，如果你只用到40g，不仅导致症状不除，反而会出现腹痛如绞，也常见肠穿孔等急腹症。

孙子曰："多算者胜，寡算者不胜，而况不算者乎。"

下面大家再来看这样一个案子，感受里面的计算的运用。

【案例】李某，男，12岁。安徽宣城人。

医缘：2009年6月6日上午，这孩子的奶奶"讨百家米"讨到老家堂叔家。"讨百家米"是这边民间流传的用"讨饭"的方式，讨"百家米"煮饭给小孩子吃以求沾百家的福气用以遮灾的一种做法。这一般都是到了无可奈何的时候才用的方法。所以小婶就热心地询问了一下，她奶奶才倾情相告如此如此。

病史：这孩子从9岁（2007年9月）暑假结束前几天在山塘洗过冷水澡后，开学时开始出现症状。最先是老师发现他双眼眶发暗、浮肿；随后出现双脚酸软无力，然后逐渐发展到双踝关节，再到双膝关节，再至臀部；感觉酸软异常，几近全身瘫痪，翻身、移动都无法自主完成，需要大人帮忙，但并没有出现筋骨、关节痛，关节变形、肿胀等症状表现。3年多来，从当地的宣城二院检查治疗，住院9天，发热9天，症状没有能够得到有效控制，二院遂建议转院。随后辗转到合肥、南京、上海等大医院求治，前后历时3年，抽骨髓检查4次都未能确诊。在医院试用波尼松，从6粒渐渐加到12粒，也无显效，并因面部肿大而停止使用。

西医无效后。他的家人开始带着他在南京、上海各地求治中医，无效。后辗转到河南郑州某医院作"风湿"治疗，使用舒经通络、祛风除湿之类的汤药。之后出现气促、呕吐等症状，停药。改用红花、桃仁之类的活血化瘀类中药，无效。医生建议出院。

前后治疗3年多时间，众多医生都没有查出病因。多家医生建议其家长放弃治疗，考虑再生一个孩子。

如此，出院回家，卧床等死。

这些年来，每天4点多钟就开始发热，干热无汗。诸药无法退热。每次只有任其自行退热。

其父母基本已经放弃了这个孩子，另外生了一个孩子，都已经六七个月大了。

只有这孩子的奶奶依然不愿放弃，到处求神问卜、讨偏方秘方，寄希望于万一。

如此，小婶遂建议她来某处试试，或许有些希望。

西医病名：多年不明原因发热。

病因：待查。

接诊：6月6日上午，第一眼看到这孩子的时候，他躺在床上，状况很差。他母亲抱着二儿子走到他床边，这孩子只是用淡漠而空洞的眼神扫了一眼，然后偏头向里，不闻不问。

"望"：①面色，面青，萎黄，消瘦。神疲，气色晦暗；②目，青白而暗。③口唇，淡红不华。

"闻"：言语，低弱无力。

"问"：发热，热状低热反复。这些年来，每天下4点多钟就开始发热，干热，无汗而烦躁。诸药无法退热。每次只有等到半夜11点多自己退热后才开始出汗，汗出如水而凉。以前则汗出如洗，然后渐次汗少。

目前已经出现全身发热时双足反而冰凉的厥逆症状。

全身酸软，不许触碰。触碰则号哭，说碰到的地方就会有种"酸得发痛，酸得无法描述、也无法忍受的难受"。不能自主移动，更不能翻身。

体力：很差。

脘腹：痞满，纳差，不思饮食，常常刚吃两三勺饭就说肚子胀不过。已经多日饮食极少，都是在父母的责骂下才勉强就着眼泪吃几口，然后就说"胀得吃不下"。

胸：有时胸闷，气喘。左胸心部略高于右侧，自言"感觉左胸有些肿"。

胁：消瘦见骨，无压痛。

目：右眼有胀感。

睡眠：较差。

大便：数天一次。

小便：有时黄。

"舌脉"：①舌苔，舌苔淡白，舌质淡白而薄瘦，边有齿痕；②脉象，三部脉弦紧而细硬，往来犹见涩象。

说实话，某见到此症还是比较惊心的。尤其是三部脉见"三部脉弦紧而细硬，往来犹见涩象"，再加上很久饮食极少，胃气亏衰。贼邪未去，家国衰惫；养正无力，祛邪不能。尤其是三部脉见"硬"象是胃气极度亏虚而出现的欲见"真脏"脉之兆。

有胃气的脉象即便是"弦紧"得很厉害，但"弦紧"之中也还是有"弹力"在的。这种"弹力"像什么呢？很像手中抓一条活鱼的弹动的感觉，能感觉到生机的充盈。而在"胃气"严重亏虚的脉象中这种"弹力"就会逐渐变得"僵硬"起来，并且越来越僵硬，最后呈一种"死板"的样子，全无生机。大家多摸摸一些垂危重症尤其是久不能食的病患就能体会到"真脏脉"了，能体会到"真脏脉"，就能感觉出接近"真脏脉"的情况。

腹满、纳差，吃几口饭就腹胀得厉害，亦是脾胃衰惫之象。

我一般是不愿意接手这种风险极大的病人的。当时心中也确实在反复挣扎，出于自保不愿意接。但当看到孩子那种"淡漠而空洞"的眼神时，某心中十分纠结。因为当年自己就经历过这种眼神。那是我十八九岁的时候，那种无助、无奈、不甘又走投无路的感觉刻骨铭心。他才是个十二岁的孩子，是什么样的伤心才会让他露出这种眼神啊。看着自己的样子，再看看妈妈怀里抱着的弟弟，傻子也知道自己已经被放弃了。只有怀着那样绝望的悲哀才会露出这种没有悲哀的空洞眼神。如果抽手自保，这孩子估计活不到年底了。在余下的几个月中，孩子未必能碰到高人救命。如果不抽手，那不到六成的希望之外，很可能是陷我一生乃至影响到我一家生计和安稳的"深坑"。

某实在左右为难。无可奈何，只好根据自己的能力和诊断反复计算此症各个方面可能出现的问题及解决方案。而这一切思考都在四诊中同步完成。这一把切脉时间就超过半小时了。

"分析"：①此症初时寒湿犹在筋骨，本来可以数汗而愈，由于诊断、治疗的一误再误以至不起，良可慨叹。三年的错乱诊治使整体情况已经乱作一团麻，必须一一抽丝剥茧，梳理条达。②此症中有"寒湿困脾""中阳衰惫""肝木乘土"，另有久病"营阴耗损""气血严重不足"，同时还兼见"肝肾阴阳俱虚"之象。③此病数症错杂，虽初时由寒湿所致，然迁延日久，误治、失养，脾土困顿衰惫，肝木乘之，遂至脾脉垂绝而肝脉弦紧而硬，已见将败之象。④此时当以"外治寒湿，救脾扶中"为第一要务。正所谓皮之不存毛将安附？故法当健脾补中，以温补中阳为要，兼顾醒脾燥湿化痰。然当此之时，用药必然会出现其他症状的变化。最典型的就是"发热"必然会进一步加重。另外，可能会出现"传经"，出现新的症状。

反复计算后，召集他父母、奶奶到场，把大致情况和大家沟通了一下。

第一，根据孩子的情况，不能急于"治病"，必须先行调补两天，为后面的治疗打下基础。但是，这两天的调补很可能会出现一种情况——发热会明显加重。这个不需要担心，如果发热不加重反而不能继续下一步治疗的。

其实，这也是一步"投石问路"的棋。一方面用以观察其家人的支持程度，一方面也观察孩子调补后身体能否经得起攻伐。两者出现任何一种情况，某都会收手放弃的。这样也会"心安"些。

第二，治病的时候可能每天需要更换两三个方子，甚至会有同时使用两个方子的要求，所以，需要家人至少准备两个以上的药炉。

第三，此症如果治疗得当，暂时还有六七成把握可以帮其康复，并且估计到第7日左右，孩子大致可以勉强下床活动。但治疗的过程家人必须无条件配合，所有安排和要求都必须及时满足。某之所以敢这样说，无他，知其然而知其所以然故也。其病势虽剧、虽已入里，犹有可出之象，内托外导，引其复归于表而治之，可矣。之所以要这样说，也是无奈。如果不给其家人一些希望，深虑其家人轻慢其药而不及施用，此子必难得回天之幸矣。

第四，前两天的调补用药，某来开方，你们自己去城里药店抓。开始治病的时候，因为距离城里20公里，临时改方、抓药不及时，所以所需的药我自己带过来，这是为了及时调整用药、变方，不要多心。

这几条，病家虽然都已经答应，但能看得出他们对某的信心是不大的，这很正常。转了几年了，大医院、大专家也看了好多，还不是这样？你一个毛头小子能有几分斤两？病家有顾虑、猜疑也是正常。

不过病家的心态倒也掩藏得很好，积极地去照方抓药，只有这孩子的表情还很是淡漠。

家长的心事，咱可以装着不知道，只要他们配合就好。孩子绝望的心态不改变，恐怕用药也会效果很差的。《黄帝内经》曰："病为本，工为标。"标本若不相得，病邪则不得服，所以，还得打开孩子的心锁。如何打开？眼睛一转，我看着他母亲笑道："看这小子生得很清秀，等病好了，就给我做儿子好呗？"他母亲也是一愣，不料我会来这么一句，也笑笑说："那敢情好，等孩子好了就给你做干儿子，就怕高攀不上哩。"

我边说着话，边偷眼看这孩子，果然是把耳朵竖着在听，看着我，眼中闪烁着希望。有希望就好，用针、用药都得"得气"。若病人自己都没有了求生的意识，医者用药、用针也难"使"其气，其气不应，难治。

第一方，以小建中汤合补中之意，攘外安内，扶正祛邪。先于此处着眼，并不急于以风寒痹阻经络腠理为念。

汤药：党参12g，茯苓12g，生白术12g，陈皮9g，柴胡7g，升麻7g，姜半夏9g，桂枝12g，炒白芍9g，炙甘草6g，木香9g，砂仁9g，炙黄芪12g，制附子7g，红参（另煎）一支，渐次加量兑入。

之所以逐渐加量，一方面是考虑"久虚不受急补"，若急补而出现壅滞，则又另生他变矣。另一方面，考虑到用红参后必然会导致发热加重，就会更难受。

三剂，日夜连服，浓煎，代茶饮。不拘次数。

无饴糖，用上好米油（极其浓稠的米粥）代替。

先用3剂，2天内用完，以期沉疴醒转，故预期药后当有所恢复。

同时配用成药补中益气丸，每次12粒，汤药同下。个人喜欢这样汤药和丸药配用，这样用的好处是当攻邪时，汤药补益之力会消耗得很快，而丸药的缓释正好可以接上第二梯队的实力补充。

6月6日中午12点，药煎好，服用第一遍。

下午1点35分，孩子问有没有吃的东西，从昨天（5日）中午至此，方才打开胃口索食。给了半碗稀粥，不敢予以饱食。原因很简单，担心一次饱食会导致胃的损伤，同时有可能使脾胃气机痞塞、中焦不运。如此则旧病未去，又添新疾矣。腹胀感有所减轻。

下午6点40分，发热比昨日有所减轻。这里出现的发热症状减轻是必然的。其实这孩子连续发热3年多，都是身体自己在努力调和的表现。但自身又没有能力调和，所以出现发热汗出，反复至今。如今身体已是强弩之末，大厦将倾。这时平肝健脾，先纠正一下脏腑之间的相克，也就是在调和营卫，所以症状会有所缓解。

禁忌：不要贪凉、生冷、油腻、海鲜、萝卜等。

6月7日，即第二日，其他俗务繁多（要养家糊口，要讨饭吃的哈），没时间查看。早上，孩子家打电话来说：晚饭吃了一个包子。药后，身上的酸胀感加重，臀部酸痛不能碰，翻身难。奶奶和妈妈整夜给他摸摸身体。这里症状加重，正是身体正气得到补充之后再次奋力散邪的表现。这些都是在药前就已经能够预计到的。

嘱其不要担心，继续用药，不可怠慢。

6月8日早上再去查看，其家人说，昨天（即7日）下午3点多开始发热，大热汗出，至晚上7点多热退身凉，精神好些，想看电视了。今天早上吃了半个包子几口饭。喝药后有些腹胀，口渴，不欲饮。昨夜已经能自己翻身了。

"诊察"如下。

面色：开始明润。

目：白睛略有清爽，胀感减轻（查胀感可以审查肝气逆的情况）。

声音：较为清亮。

体力：略有恢复，可以自行翻身，但自行移动还有些勉强。

睡眠：较差。

脉：浮数，略涩，较前日略有恢复。

舌苔：中后部有黄腻，舌质淡红，边有齿痕。

昨日另外有事，未及时查看病情，今日看时，孩子的舌脉已经从阴转阳，病邪还走阳明、太阳，此乃病邪复归太阳化热欲出之象也，甚善。

但由于病久，阴伤较重，恐转热证发热、大汗伤阴耗液而更伤其垂垂之阴，故需用养阴生津之品合昨日之药以顾护其正，随其热自化大汗而托乎寒湿。

用药如下。

方一：生地黄9g，生白芍9g，五味子6g，南沙参9g，麦冬9g，葛根10g，天花粉7g，知母7g，黄芩5g，黄柏5g，生甘草5g，山茱萸9g，地骨皮9g。浓煎代茶饮，不拘时服。

方二：麻黄二桂枝一汤加生石膏50g。

此时已见"阴证转阳"，当从"太阳"着眼，但由于阴虚较重、较久，当先以养阴为妥，以防随后发汗而大汗亡阴之弊。前人曰"走马看伤寒"，诚不我欺也。于此则不能径自发汗，实堪虑其气脱伤津之弊也。故于补益、发散之中权衡，随其变化，把握分量，发乎手而应乎心也。

先用方一，上午11点30分开始出现低热，持续到下午2点，发热比较明显，小屁股酸胀加重，足心尚可。这段时间没有刻意"退热"，因为这个热势是需要的。

中午吃了点苹果，半碗稀粥。

下午开始使用方二，也是少量频服，促其发汗。

下午2点20分，身热，大汗出，汗出如浆，凉、黏手。这时的汗和前几日的汗都不一样了，以前的汗，如水，凉意侵手。现在的汗，凉意减轻很多，并出现黏手的情况，这是体内以及肌肤腠理之间被瘀积的津液、痰湿等邪化而成的东西。正是这些东西导致其身体酸痛不可忍。当这些"黏汗"完全透出以后，酸痛就会消失了。在有些大症中，不同时期表现出来的"汗"是不一样的。这些从临床反馈回来的东西是"坐堂先生们"看不到的。所以"坐诊"从严格意义上来说是算不得"临床"的，顶多只能算"临诊"而已。看古代医案，很多大家在出诊中就是真正守在病榻前。若读者有心，可以仔细看看这个病例中的"汗"在不同时期的表现。在此症中的"汗"基本包含了汗症的绝大部分内涵了。

2点25分，热渐退，汗渐止。

4点40分，余热较轻，手足润。

果然，随其营卫相和，气壮津回，一汗如洗，其汗黏腻。随其汗出热退，孩子渐觉轻松，所苦多年的"酸"开始减轻。这些都和用药前的计算相吻合了。

傍晚，根据其变化，对其家人说："明日再发热的时候热势当有所减轻的，明天可能恢复得比今天更好。"

何以敢如此言诺？无他，此即寒湿之邪从汗解而衰之故也。

今天未用成药。何以故？恐壮热势。

饮食：晚上未吃。

大便：无。

小便：深黄、暗。

6月9日，早上去诊察，见孩子可以自行翻身俯卧，双手双臂基本可以自主活动，但还不能握紧拳头（握拳不紧，呈空心拳状），仅有示指和小指较酸。上午未再发热。

面色：明润好转，神气健旺。

声音：已可大声呼喊，中气尚可。

汗：出如水，黏腻、黏手程度比昨日基本要减轻一半左右。

脘腹进食后不再有胀满的感觉，但消化功能还较差。中午吃一大碗稀饭，少许青黄豆，腹不胀。

上午睡眠较好。无大便。

小便淡黄。

可以自行翻身，并时常自主移动、调整体位。

脉象：发热时脉浮数，较促。退热时，脉缓，略濡。

舌苔：黄浊，少津。边有齿痕。

今日果然如昨日所言，清晨只是略有浮躁，有少许发热，给两次麻杏石甘汤成药即安。很多人都对"麻杏石甘汤"有误解，其实这家伙可以同时散"郁热"、清"实热"，是仲景用来处理太阳、阳明发热的典型用药。太阳郁热，就用麻黄散郁；阳明实热，就转用白虎，而"麻杏石甘

101

汤"正是处理从太阳出而入阳明，又没有尽入阳明的热势的。懒人嘛，有成药就懒得用煎药。没再出现大热。

用药如下。

方一：炙黄芪9g，党参9g，生地黄9g，炒白芍9g，焦白术10g，炒山栀子3g，麦冬9g，五味子5g，南沙参9g，陈皮7g，葛根7g，当归7g，炙甘草6g，桂枝7g，大枣5个，砂仁6g。用法如前，代茶饮。

成药：补中益气丸。

这个方子比较杂。打了两天仗，该补充的方面很多，于是就成这样了。

下午，停用方一，改用麻黄桂枝各半汤加石膏30g。少量与之，每次一两小口。不为发汗，而在准备、在等，等发热。

至下午将近4点时，又开始作热势而发汗，就其势加量服药，发汗散邪。药后，其汗如水，温热，不再黏腻。这里注意一下"汗"的变化，此时的汗水开始变温了，不再是以前清凉如水的感觉，这种变化表示寒邪已轻。

然其汗出，上身到臀部即止，下身从大腿至脚心，汗出均匀。这些汗出的部位都不再"酸"，唯独臀部无汗的部位"酸胀"明显。经反复思考分析，当是久卧在床，经气不利所致。遂用刮痧法，从后颈至足跟沿太阳经一路刮下，以助其泄热，兼通经气。刮痧后，臀部"酸胀"减轻。

今日用药，上午主要还是以休养生息为主。此正是老子所谓"我不正而民自化"也。下午则借其身体将要再作燥发热的时机，乘势用药发散，这是最省力的法子（这个就是"借势"）。其实，个人一直主张用药只起到引导作用就好，用最小的力来达到最大的效果。这点受太极拳借力打力的影响很大。我们身体都有自行调和恢复的能力，很多表现出来的症状都是身体自我调节的表现，如自汗、盗汗等。不过在有些情况下，身体能够经过一段时间的自我调节就恢复正常。而有些时候，身体再怎么努力也恢复不了，这时就需要外力来辅助一下了。所以，乘它行的时候略加一些外力（即药力、灸力等）来助其势、导其行即可。大不必完全去依赖"药力"如何如何，更不应该用西医的那套不论正邪一并轰杀，甚至治病先摧毁自身免疫力的法子。如果你的国家废除了自己的正规军而全部依赖雇佣军会怎样？迟早必反。

从始至此，其势发展变化皆出于掌指之间，寒热进退自有章法，闲散中理法井然。

到此，诸症方始各自归析，然亦不可妄自进补矣，虑其从症而变也。故去补养而专用汗法、清法，以从其所宜也。虽然日而数变，皆未出算计之间。孙子曰："多算者胜，少算者不胜。而况不算者乎？"

6月10日，早晨前去诊察，进门时却吃了一惊，这孩子竟然拥着被子端坐在床头了。看其坐姿还以为是坐靠在小椅子或小凳子上，其实却是自己安坐并无依附。

其奶奶说：昨夜孩子已经能够翻过身来并拱起小屁股了。

气色，明润好转，神气渐旺，精神很好。目，不胀了。言语清亮，中气较好。小便淡黄。

"舌脉"：①发热时脉浮数，较促。退热后，脉缓，略濡。②舌苔薄黄，少津已缓解，边齿痕。

"方药"如下。

方一：生地黄9g，麦冬10g，石斛10g，南沙参10g，知母9g，炒山栀5g，葛根9g，天花粉10g，生白芍7g，炙甘草6g，藿香7g，焦白术6g。浓煎，代茶饮。

成药：补中益气丸，如前法。

方二：麻黄桂枝各半汤。

早晨喝米汤一大碗。

8点25分左右，开始手足心略热，汗出。未退热，继续用方一。

8点45分热退汗止。

开始交叉使用方一、方二。

10点，脉略促，无热，汗出较多。汗出如水，温热，量多。臀部汗出，还有些黏手，其他部位汗出基本不黏手了，全身酸胀无力的感觉消失。

腹胀饮食都比昨日改善很大，无胀满。有放屁时感觉有便意。11点多，要大便，其母亲抱在木桶上，片刻，拉出大量极黑臭秽稀粪。

中午孩子吃饭后要求洗澡换衣服，考虑到其大病初愈沾不得水气又容易受凉，故不允。不耐其反复恳求，考虑再三，只得命其母用温开水擦拭、更衣。随后下床站立10余分钟，顾念其初愈体虚，不耐久劳，乃命复卧。下午安睡。

此症条分缕析，其善自不待言。守法如前，分别调理，合而为治。

下午兀自能起身下床而立了。昨天还预计至少要到今天晚上乃至明天（11日）才能坐起来。

纵观数日之变，反复顾及其虚，不得不清补兼济，大破常规。不论其各症如何变化，皆随势利导，损其有余，补其不足，可矣。此症可为伤寒阴证转阳之典型，其中颇有可观。然其子虽能速起，也不过应此症而已。阳虚、久虚之体，其后必有复发之势。故调养不可不谨，根本不可不治也。

这个案子中计算无处不在。从进门看到病人开始，从用言语调动病人求生的希望，到时时刻刻的切脉、用药、看护、预判，计算无处不在。

中医临床，可算的真的很多。中医理论，也都是可以数据化细分，并加以计算的。望色可以计算。脉象可以计算。病势可以计算。组方需要计算。用药需要计算。服药需要计算。转归可以计算。养摄可以计算。

……

中医，但凡动手处，莫不可计算。

谋势·第二

脉平，则人平。脉变，则人病。病有势，脉有势。脉势，可察病势。所谓"势"，强弱、盛衰也。

同样一个脉象在不同的时候表现出来的"脉势"之间的差异也是非常明显的。会察脉者可以通过对"脉势"的了解和掌握来观察"病势"的发展、变化及趋势。

度势

所谓的"度势"主要包括"度病势"和"度脉势"两大部分，而在久病或强攻之后，"度正势"也是"谋势"的一个重要组成部分，下面会细分讲解。

度病势

所谓的"病势"，是指疾病的发病能力、现有症状的轻重情况、入侵态势等，可以划分为"缓、急、轻、重"等类别。

所谓的"急"，是指发病和传变的趋势。

所谓的"重"，是指发病和症状的程度等。

病势"急"未必就是病势"重"，但如果两者相结合时，发病就会又"急"又"重"。这种病势是需要高度戒备的。

上面说的是大方向上的划分。

此外，每个大的区别又可以细分成若干等分，用以进一步精确评估和计算。

例如病势"急"可以衡量，指疾病的发病以及入侵的趋势，是属于发病比较迅速、传变比较快的发病趋势。而"急3分"和"急5分"等精细划分就能够比前者更精准形象地描述发病和传变的趋势，这些精细的划分就能为临症用药提供更加精细的裁定。只有能精准地分析、掌控这些细分，才能在"病势"的把控上做到精准，这就是"度势"的意义所在。

度脉势

上面所讨论的"病势"细分的表现是可以从四诊，尤其是病人的"脉、色"中精细表现出来的，这就是所谓的"度脉势"。

例如一个感冒病人，感冒的第一天，病在太阳经，病势较轻，脉象"浮紧"。到第二天、第三天，病势还在太阳经，但是症状明显要重很多，脉象还是"浮紧"。此时的脉象"浮紧"，就要比第一天的"浮紧"要强盛多了。

这种脉象强盛的差别，就是"脉势"的不同。如果把这种强盛的程度用10度来划分，那么第一天的"浮紧"程度则只有3度，而第三天的"浮紧"就可能达到5度甚至更多。脉来的表现，3度在指下如充盈的小溪流水，5度的表现就如滚滚江水。这就是两者的"势"的区别。这种区别就能精确地反映出此时病在太阳的程度。如第一天是3度，第二天是5度，那么这毫无疑问就是病进的表现。如果第二天是5度，第三天是3度，那么这就是病退的表现了。

通过这种"脉势"的变化来精确追踪"病势"的变化，对临床有着非常积极的指导意义。例如，在第一天3度的情况下，用药之后，第二天病势还是达到了5度，就说明这次的用药没能成功拦截疾病的发展。这时就要仔细分析导致这种情况的原因了。问题出在哪里？是病重药轻，用药的力度不够？还是组方出了问题？还是根本在诊断时就失误了？

如果病人用药之前病势属于5度，而用药之后病势很快就衰减到3度，这就表示用药方向无误，达到了拦截病势的作用。从病势程度的变化就可以看出病势的衰退，也就能为下一步的诊断治疗提供铺垫。

如果能细分出这种"势"的差异，那么在处方用药中即便是同样使用"麻黄汤"，所用的诸药分量也可以做到更灵活、更精细、更精准。这就是认识"脉势""病势"的意义所在了。我们还用上面的这个例子来看：

这个病人的两个"病势"都还是麻黄汤证。但是由于"病势"的不同，临床用药就存在很大的区别。在病人病势3度的时候用麻黄汤，如果用麻黄9g，桂枝9g，杏仁9g，炙甘草9g，这样的组方就能达到最有效的拦截疾病的目的。

那么当病势在5度的时候，这个分量的用药就会显得不够用了。这就应该随着病势的强盛来配用相应的用药组方，例如调整组方为：麻黄15g，桂枝12g，杏仁9g，炙甘草12g，以达到药力与病势相匹配，从而达到最有效的拦截病势的目的。

那么病势从3度到5度的变化过程中，组方用药显然也是需要随之而调整变化的。好的用药就是要精确衡量病势的大小来配给匹配的用药、用量，从而达到效果最大化、损害最小化的目的。

当然，这里面还有很多细分的东西也一样可以通过"脉势"来判断"病势"，用以精细调整用药。如上，当病人的病势从3度上升达5度，除了3度病势出现的症状之外，一般都会出现一些新的症状或某些症状加重。例如当病势达到5度的时候，病人常见胸闷、气喘、咳嗽加重等。最常见的导致这种情况的原因有两种，都跟肺的功能有关，一个是宣发，一个是肃降。具体是哪方面导致的？这就要依赖"切脉"加以区分。

如果病人的右寸在靠鱼际方向（寸口上端）出现"大头针针柄"的脉象，这就是肺气在腠理的宣发不足，原因就是腠理被外邪郁闭严重，肺气、卫气被遏制于腠理处不得宣发，是以郁结成势，在脉象上就会形成一个脉势头部盛的脉象。所以在组方配伍的时候就可以加重"麻黄"的用量来破关。可以随着"病势"的加重，衡量病人身体、正气的最大承受能力来决定最合适的"麻黄"用量。"麻黄"可以使用到20g甚至30g以达到顺利破开外邪郁闭为目的，破开外邪的郁闭，使肺气的"宣发"能够恢复，由此而导致的"胸闷、气喘、咳嗽"等症状也就能随之而消解。

同样，如果右寸脉势出现"寸部脉向鱼际方向有轻微延伸"，即右寸脉超出了右寸的本部，就表示病人此时"肺中实"的情况是由于"肺气的肃降不足"。那么在组方的时候，"杏仁"的使用量就需要随之加大以达到条畅肺气"肃降"的目的，这样，由此而导致的"胸闷、气喘、咳嗽"等症状也就能随之而消解。

当然，这里只是拆分一些病势常态的情况加以分析阐述，在临诊中这两种情况常常同时出现。所以，如果能知道这种最基础的"常"的变化，再去应对各种"变"的变化也就不难了。无非就是把"脉势"察得更仔细一些，把"病势"分析得更细致一些，把组方调整得更精细一些而已。这就是"知常达变"。

所以说，度"脉势"可以知"病势"。

以上只是大略讨论了一下"脉势"与"病势"的对应情况。在临诊中，往往需要更多更全面地探查"脉势"以更全面地掌握"病势"。

我们还是来看上面的例子，上面只是讨论了"脉"在经脉方向上的变化表现即我们称之为"轴向"的脉势。轴向的脉势表现出来的基础脉，是"长""短"脉，可以查本部的"有余""不足"。这探查的是寸口脉的寸关尺三部在手太阴脉循经方向上的变化。

除此之外，在各部还有"径向"的脉势变化。所谓的"径向"是指以切脉时手指轻取到重按方向上的脉势变化。这种"径向"的脉势表现为"浮""沉"脉，它一样可以表现出当前病势的强弱盛衰。

要强调的是，这里所说的"浮""沉"不仅仅指切脉时候手指下轻取重按所表现出来的"浮、中、沉"三部，这个是指切脉时手指下不同深浅的三个探查部位。我们这里讲的"浮沉"是在手指的每个部位下都有的或浮或沉的脉势。

还用上面太阳病3度、5度的案例来看：同样一个轻取的"浮部"表现出来的"浮脉"，3度病势和5度病势所表现出来的"脉势"就不一样。5度病势的脉在"浮"的表现上就比3度病势的脉要"紧实"得多。重点强调，这里的"紧实"不是说出现紧脉、实脉，和太阳病脉"浮紧"中的"紧脉"无关。这里的"紧实"是描述"脉浮的强度"。比较一下把同样大小的足球和海绵按进水里所反馈出来的这种浮力的强度，足球反馈出来的表现就是非常"紧实"的即一种充盈的表现，而海绵反馈出来的"浮"就要舒缓而平和很多。

上面的病例在3度病势的时候所表现出来浮脉的"紧实"程度，与5度病势所表现出来的"紧实"程度就有很大的差别。在临床中，探查这种脉势上的差别与变化就可以准确判断出疾病的发展方向与用药的效果。如果脉势变得越来越"紧实"，说明疾病的病势在加重；如果查到脉势上的"紧实"在逐步疏散、舒缓，那么虽然太阳病的"浮紧"脉依然存在，也可以得知病势在逐渐减轻。

再结合用药的情况来看，如果用药之后脉势还在变得越来越"紧实"，我们就要反思这个用药是药力不够还是用药组方不对。如果用药后30min到1h，脉势从"紧实"开始慢慢松解，这个就是方证相宜，病势在衰退了。

这些都是通过"脉势"来探查、把握"病势"的粗浅运用。上面只谈到了"太阳病脉浮紧"中"浮脉"的表现。"紧脉"的表现和变化也一样能够精准地反映出"病势"在另外一些方面的表现。例如，太阳病"紧"脉主寒，察知"紧"的程度就可以得知出入侵病邪的多寡。而病邪的多寡又能从一定程度上决定"病势"的轻重。这些内容，大家可以先自行分析一下。总之，这些最最基础的东西，要细嚼再细嚼再再细嚼，之后就能看见其中隐藏的大量信息。当这种能力达到一个很精细的程度，病人的疾病、病势都会在四诊之下一览无余。

度药势

上面讨论了一点儿通过"脉势"来探查"病势"的内容。查明了疾病、分析了病势，接下来要做的自然是用药治疗了。这里就来讨论一下在用药中对"药势"的把握。

所谓的"药势"，就是指你的组方用药所呈现出来的"药力强弱"程度。

治病，就像两军作战。病邪就是敌军，敌军的多寡、战斗力的强弱、攻击的势头等都是就是敌人势力的表现。

四诊，就是我军派出去搜集敌人情报的"斥候"（也就是情报人员）。通过尽可能详细的情报搜集来达到尽可能全面、尽可能细致地掌握敌军的情况，为指挥员提供必需的研判依据。

孙子曰：知己知彼，百战不殆。

上面就是"知彼"了。充分了解"敌势"后，就要调动我方兵力去迎战了。

出兵迎敌，无非两种：一为"正"，一为"奇"。

所谓的"正"，就是指正面迎战、两军对垒。这也是最常见的一种战法。不过，要能形成这种"对垒"，就需要我方投入的兵力与敌方的兵力大体相当。没有相对足够的实力是不可能形成"对垒"的战势的。

所谓的"奇"，就是指不从正面打"阵地战"，而是利用现有的一切手段去分化、瓦解、突袭、消灭敌方势力。简单来说，用"奇"就是通过必要的"借势"来达到自己的战略目的。

治病也是正邪交争，所以道理也一样。

病邪入侵，通过四诊已知"病势"的强弱。那么，要用"正"、打阵地战就必须要求有足够的"药力"去拦截、反击疾病的入侵。这就要有很好的、对症的组方配伍来聚集足够的"药力"。

有足够的"药力"就够了么？当然不是。还要能让这些"药力"转化成必要的"药势"。这就是咱强调的东西了。

一旦组好用药并用"处方"的形式固定下来，这张处方所承载的"药力"就已经确定下来了。不管是张三还是李四使用这种药方（排除药材品质上的差异），"药力"都是相同的。

但是，"兵力"足够，不一定就能打胜仗。同样，即使辨证、用药无误，"药力"足够也不一定就能治好病。

为什么？你手里所持有的，只是"有"而已，只是必要的"基础"。

　　要想打胜仗，还得看"用"！敌方4万兵力，你有4万兵力。兵力够吗？够了。够了，就一定能赢？不一定。

　　如果你分兵五千五千地去进攻，只要两轮你就已经奠定了败局，这是送死，这就是失败的"用"。用药也是一样。处方已成则药力已定。此后要谋的就是"药势"，如何把这有限的"药力"转化成最大的战斗力。

　　同样4万兵力，最常见的三种用法：一是打阵地战，趴在散兵坑里开枪。二是冲锋攻击。三是一边撤退、甚至溃败一边转身放枪。哪种形成的"兵势"更强、更有战斗力？

　　同理，同样一张处方给同一个病人用，不同医生用出来的效果也会区别很大。这就是因为不同的医生对"药势"的把握是不一样的。

　　一个药方，日三次，水煎，温服。这么粗放地应用，就够了？

　　那房子失火了，也是早上一桶水，中午一桶水，晚上一桶水？

　　早上一桶水，火势被控制了，半小时之后，火势又起来了，还要等着到中午再来一桶水？还不赶紧乘火势被压制的时候，赶紧泼水跟上，估计没人会坐那儿等到中午再来一桶水吧。

　　治病不是一样的道理吗？

　　这里要问一下了，为什么大家都知道救火时当"火势"被压制的时候就要赶紧把水跟上？原因很简单，第一，知道失控的后果；第二，看得见"火势"。

　　那么，为什么很多"急病的用药"也是简单化的"日三次"？

　　其实也很简单，第一，看不见"病势"的变化；第二，看不见"药势"的变化。

　　我们来看看医圣仲景是怎么用药取势的。在《伤寒论》桂枝汤中，仲景说：①啜热稀粥一升余，以助药力。②温覆令一时许，遍身絷絷微似有汗者益佳，不可令如水流漓，病必不除。③若一服汗出，病差，停后服，不必尽剂。④若不汗，更服依前法。⑤又不汗，后服小促其间，半日许，令三服尽。⑥若病重者，一日一夜服，周时观之，服一剂尽，病证犹在者，更作服。若汗不出者，乃服至二三剂。⑦禁生冷、黏滑、肉面、五辛、酒酪、臭恶等物。

上述条文中其实包含了三部分内容：①助势。包括第一、第二条中"热粥""温覆"两方面。②取最大"药势"。包括第三、四、五、六诸方面。③禁忌。防止可能对"药势""病势"造成影响的负面因素。

这些都是仲景用药中"谋势"的表现。这里我们重点阐述一下对"药势"的把握。

首先，在衡量"病势"的基础上，调用足够的"药势"。其次，"药势"在与"病势"对抗的时候会衰减得很快。这时就可以通过"四诊"尤其是"脉诊"来及时探查病人"病势"的变化，用以分析"药势"的情况。

一般来说，用药精准的情况下，病人的"脉势"可能在10min或甚至更短的时间内就会出现变化。随着"药力"的发挥和"药势"的变化，"病势"也会随之而出现"可预算"的变化。

再次，根据持续的四诊观察，当发现"病势"将开始反弹的迹象就表示此时的"药力"和"药势"基本消耗到不足以控制"病势"了。这个时候就是及时继续给药的时机，而不是呆呆地等到早中晚各一次。

此外，还有些药应该热服，并且越热越好。当然，别烫着。有些药该凉服，越凉越好，但不要冰着。这些也都是从最大程度上去调动"药势"的方法。能调动"药势"的方法还有很多，取适当的组合运用以达到最理想的"药势"就够了。

那么什么才是最理想的"药势"呢？

要注意，"药势"并不是越强越好。所有的"药力""药势"都是以"正气"为支撑的，就跟打仗一样，打仗就是烧钱，是必须以经济为支撑的。

同理，用药治病也是打仗，需要病人的正气作为支撑。所以"药势"越强，对病人"正气"的消耗也就会越大。而人体的"正气"是有限度的，"正气"浪费得越多，对病人身体就越不利。

所以，最理想的"药势"就是能在合理的最短的时间内用最小的代价控制"病势"，继而消退"病势"，而后攻散"病邪"，最后恢复健康。要能做到"增一分则长，减一分则短"就达到了最契合的用药、最契合的驾驭境界。这个考究的就是医者的精算能力了。

"药力"，是"有"。"药势"，是"无"。用"势"就是"无"中生"有"。尤其是在疾病的变化中，让"药力"能做到因"势"利导、顺"势"而为，破关斩结如庖丁解牛豁然而解，此为善用"势"者。

谋势

"势"，是"无"。本身并不具有实象。

不论是"脉势""病势""药势"都是在"有"的背后所体现出来的东西。取"势"需要有很坚实的基础理论功底为支撑,是掌控"有"的一种升华的东西。能"度脉势""度病势""度药势"之后才谈得上"谋势"。

所谓的"谋势"就是在能够驾驭"势"的基础上再对其加以引导和运用。常见的"谋势"又可以再细分为"见势""蓄势""就势""顺势""破势"等很多方面的运用。总而言之，就是"算计"。

精细的"谋势"是会计算到尽可能多的可利用的"条件"来达到用最小的损耗解决最麻烦的问题的效果。从这一点上来看很像"奸商"的生意，用最小的投入博取最大化的利润。所以咱常说"好医生得有'奸商'的潜质"。

下面用一个实例来分析在实战中怎样谋势。

【案例】鲁某，女，55岁，有哮喘病史，病水肿，求治于多处，治疗历近1年，不效。求治于余。

刻诊：病人面浮，面色暗灰，舌淡，苔白厚浊，动则气喘，卧床，小便青白，量少，大便稀。

脉诊：左右脉浮紧，脉略细，右寸不足本位。

症候：此人浮肿本是由于感受风寒导致太阳、太阴、少阴受邪，再由于近1年的失治（或误治），进一步损伤真阳和正气，导致病势更加深沉。

计算如下。

1. 找水肿的"病结点"

这个病人的水肿"病结点"有三处：太阳、太阴、少阴。左右脉浮紧，典型的太阳有邪。脉浮紧中，见细，这是病入少阴。大便稀，这里虽然没有查到"右关"脾的病脉，但并不表明太阴脾没病，而有可能是脾病的脉象被"浮紧"的脉象所掩盖了。这个一层脉覆盖另一层脉的问题在后面的"两层脉"篇章还会有详细讨论，这里就不多说了。此外，"脉细"不仅反映出病入少阴，这种"细"的背后还有"气虚"的痕迹，这也是推算出"足太阴"有邪的一个依据。

最后，水病，水属于肾，水势泛滥是肾之阴气强盛，也可导致"肾水反侮脾土"的局面，脾土受困不能运化水势，从而加剧水病的程度，舌苔的表现也支持这一诊断。

所以，综合来看，病人水肿的"病结点"在"太阳、太阴、少阴"三处。这三处每一处都可能导致浮肿，三处合病故见水肿重症。

2. 用药方向

太阳病，麻黄汤；足太阴病，附子理中汤；少阴病，麻黄附子细辛汤。

合并组方：麻黄、附子、细辛、干姜、生白术、人参、甘草。

3. 用药侧重

此时，病人由于久病加上失治和误治，这三个"病结点"的病势都比较重。

那么怎样组方呢？我们需要随着"病势"的情况来灵活调整组方用药的"药力"方向，形成所需要的"药势"。这个病人眼下是明显的"邪实"而"正虚"，所以"扶正"是当务之急。就像一个国家一样，国库没有钱就没有实力去支撑战争。治病也一样，正气衰惫，再好的战力都难以发挥出应有的作用。

好，确立了第一步"扶正"的战略目标后就要解决第二个问题：先扶谁？

这里有三个"病结点"，也就是说三个脏腑经络都有问题，应该先扶谁呢？

中医有一个经验法："急则治其标，缓则治其本"。这一方法在《内经·素问·标本病传篇》有详细论述，大家应当仔细研读。那么从这个水肿病人来看，哪里是"标"，哪里是"本"？

伤寒入侵太阳，这是本。太阳传少阴，少阴是标。少阴反侮太阴，太阴是标。太阳直传太阴，太阴是标。所以，这里最后的"标"是"脾"。

确定了标本，我们第一时间要做的就是重新启动脾的功能，使其重新运化水湿，水湿得到运化，体内正常的津液就会尽可能多的被代谢、被身体利用。这样同时也解决了"水肿"的一个来源，从源头削弱了"水势"。为什么呢？脾弱则本应该正常运化代谢的津液不能得到利用，就导致体内"水液"的困积。而这种"水液"的困积也正是病人"水肿"的水液来源之一。

所以，第一步从脾治。这样不仅可以缓解"水肿"的病势，更能从根源上重新启动病人人体生化功能。这个生化可不是"生化危机"的生物化学哦，这里的"生化"是脏腑正常的"生理转化"的能力。脾脏得到恢复就能为后面全面的"扶正"提供先决条件。

因此，通过上述计算就得到了一个结果，健脾第一。

多么简单直观啊，大家是不是很欢欣鼓舞？真是如此吗？真的这么简单就计算完了吗？那为什么有些人在临床中也是这么计算这么运用的，但结果却并没有达到预期呢？当然没有这么简单，还有很多地方仍然需要计算。

在讨论后续计算之前，为了便于理解，咱先举个例子。在我小的时候，我们老家还有很多老房子，就是那种用老砖砌墙的老房子。这种老房子的砖墙很有特色。首先，它用的老砖是一种比现在红砖薄一半的砖，砌的是"空斗墙"。所谓的"空斗墙"就是墙体的中间是空的。做这种"空斗墙"其实是为了"防盗"。以前有种入室盗窃的手段就是在砖墙、土墙上挖一个大洞，也叫"挖窟子"。这种单薄的砖墙和黄土垒起来的墙很容易用铁器悄无声息地打洞。所以，聪明的泥瓦匠就想出来一个简单、实用、效果很好的方法来解决这种薄砖墙不防盗的问题。这就是老砖墙的另一大特色——灌斗。泥瓦匠会在砖墙的中空部分灌入晒干的黄土泥沙，这种黄土成大小不等的颗粒状，最大的也就乒乓球大小，很容易滚动。这样，灌好黄土的墙就叫"灌斗墙"。这种墙怎么防盗呢？贼人一旦挖开墙壁，墙壁中间填充的黄土泥沙就会从破口处向外流淌，堵住破口。同时，由于墙壁里面黄土泥沙的流动，就会形成一种独特的轰轰隆隆的声音，提醒家里人有人在挖洞。

大家看得出来咱这个例子要表达的是什么吗？

咱要说的就是"黄土泥沙"的流动。下面出现了破口，上面的、左右附近的黄土泥沙都会受到重力的作用向破口流动，并且源源不断，一直到可以流动的黄土泥沙流尽或者破口被堵住了为止。

现在明白咱举这个例子的目的了吗？如果明白了，下面的就不必看了。如果还不明白，那就往下看吧。

前面说过了，脾土受邪是"标"。也就是说，病邪的前锋已经从最初的"太阳"进一步入侵到了"太阴脾"，或者是从"少阴"进一步入侵到了"太阴脾"。那么，"太阳"有5000个敌人，能够派出小股部队200人入侵到"太阴"说明"太阳"到"太阴"的这条通路已经被敌人在利用了。那么，你在太阴开战消灭这部分入侵"太阴"的敌人时，你猜"太阳"的敌人会不会向"太阴"提供援助和补充？会的。这也就是很多人在"太阴"开辟战场的时候，总体效果不够理想的原因。"少阴"到"太阴"的情况也是一样。

问题在哪里？为什么会导致"太阴"战场上的战争出现胶着状态？

就是因为"太阳"病邪会源源不断地为"太阴"战场提供战力。更恐怖的是，"太阳"沦陷之后"外邪"就已经把"太阳"开辟成了人体沟通内外的一个大本营。这个本来是人体防御外邪的一个重要的最外层防线，现在却变成了外邪入侵人体的一个"中继站"，外邪就能通过这个"中继站"源源不断地入侵人体。所以，如果不能及时阻断这条重要的"入侵节点"，再好的药力最后都只会出现事倍功半的效果。这也就是很多人在处理这种病疗效欠佳的一个重要原因。

为什么？再好的"药力"都需要依赖人体的"正气"来运行。每一次用药对"正气"都是一次消耗。而外邪所依仗的就是源源不断的天力。不打断外邪入侵的节点，这个仗是不可能打赢的，就从"正气"消耗的角度来看，拖也能把病人拖死。

很多人认为，我的用药里面不是加了什么人参、黄芪等顾护"正气"的东西了吗？怎么会还被拖死呢？

这是不认识"正气"的人才会说出的话。"正气"，是人体的一个精华部分，是非常精微的东西。人参、黄芪等再好的药材提供的也只是"药力"和"药气"。即使是无限接近人体的"正气"也终究无法等同于人体自身"正气"。况且这些"药气"还并不是无限接近人体的"正气"。这些"药气"进入体内还需要经过身体的一层层转化才能变成人体的"正气"。这个转化的过程不仅需要时间，更需要消耗人体能量。

那么，另外一个问题就明显了。药力的转化，需要谁？脾。

脾在干什么呢？

脾已经受邪，自身的运化能力已经被减弱得非常严重了。也就是说，现在病人体内的生化功能已经衰减得很严重了，正气的后续力量并不是源源不断的补充，而是源源"欲"断的消散。强调！病至此时，正气的后续补充是严重不足的！这是一个必须要正视的问题。

我们再来梳理一遍战局。①敌人的势力：国家的国防线已经全面沦陷，敌人已经在分割包围、攻击诸个城市。②我方的势力：兵力溃败；国库消耗；经济萎缩。

现在是典型的敌强我弱的局面。这个仗怎么打？这就需要有足够的全局统御能力、足够细致的局部掌控能力以及稳准精练的动手能力，这样才能在危局中谋取生机，转败为胜。要想做到这点，就必须"知己知彼"。

上面已经梳理了病邪的势力，大家对全局及局部战事也有了一个整体的了解，这是"知彼"。下面就要开始全面了解我方手中现有的资源：①各个沦陷区已经损伤到什么地步？②现有的兵力还有多少战斗力？③国家经济还能承受多大的战役消耗？还能承受多久的消耗？④如果要反击，着眼点在哪里？需要投入多少战力？需要经过多长的战时？⑤经济能否承受这次反击？⑥经过这次反击可以取得多少利益？打开多少局面？⑦经济、兵力等方面在减去这次反击的消耗之后还剩多少？能否承受后续可能出现的再次受邪的打击？……这些都是必须要做的初期第一手的评估。

在精确计算现有战力和所能承担的最大消耗之后，我们才能够进行后续的计算。

上面已经分析了如果要治病救急，必须先从"脾"入手，把脾作为开辟战场用以反击的第一个立足点，所以"治脾"就是第一要务。

其次，要用尽可能小的消耗去达到攻散入侵"太阴"病邪的目的。这就需要尽可能少地减少"入侵'太阴'病邪的后援力量"。而这个"入侵'太阴'的病邪的后援力量"是从哪里来的？从上面分析中我们已经知道，这个来源有两支：其一，就是从"太阳"入侵；其二，就是从"少阴"反侮而来。

此时，就要衡量这两支援助力量的"主次"，哪支是"主"，哪支是"次"。这个要根据具体情况而论。这个病人是"太阳"提供的后援力量为主，所以在计算的时候，阻击"太阳"后援的任务就要作为一个侧重；而"少阴"后援的阻击就要放在一个次重的位置上。如此，战争的定点就能确定下来了：主战场在脾；第一次战场在太阳；第二次战场在少阴。

下面继续计算。

主战场战力：附子理中，以附子、干姜、生白术为主。战力（药力）调整到病人身体可以承受的接近上限。一方面抗邪，尽量收复太阴失地；一方面扶正，促进生化。药力和太阴脾的逐步恢复可以为病人积蓄后续战争的资源和力量。

为了达到主战场"太阴脾"战略目标利益的最大化，就必须要尽可能减少邪势对"太阴"的后援。邪势的后援越小，主战场"太阴脾"的战争损耗和损伤就越小。所以，必须在主战场战斗展开之时（或之前）阻击病邪的后援，这一点至关重要。这个阻击战会分为两个战场，一个是"太阳"方向，一个是"少阴"方向。上面已经分析过了。

第一次战场阻击"太阳"后援，这是一个大问题。因为"太阳"已经成为邪势入侵人体的一个重要的中继站，此处的邪势非常强大的。当前病人的条件（所剩余的战力以及可以支撑战斗的经济）都不足以支撑收复"太阳"。怎么办？既然不能"收复"太阳，那就尽可能地"限制"太阳的邪势。所以，"限制太阳邪势"就是这个次战场的中心任务。

要限制太阳邪势，也有两个办法，第一是直接尽可能地消灭"太阳"病邪；第二是阻截"太阳"使"外邪"不容易轻易进入"太阳"。

这里有个好消息，这两个办法麻黄汤都可以完成。"麻黄"是个狠角色，只要你能提供足够的能量，它就能一鼓作气横扫太阳如卷席。给麻黄一定的量，它就能在一瞬间将你体内的能量消耗一空，最终的结果也有可能是病邪没有散尽，正气先耗尽而亡。所以，使用"麻黄"必须要量力而行。一定要精确计算出病人所能提供的正气"最大承受量"，再减去必须保留用以防患应急的"预留正气量"，才能得出在临战中可以使用的、允许支撑麻黄"最大消耗量"。根据这个"最大消耗量"再去折算出可使用的"麻黄"最大用量。

这里为什么要一直强调麻黄的"最大用量"呢？

因为在这个战区里面需要尽可能地消耗"太阳"的邪势以减轻其他战区的邪势。这里的阻击战打得越好，就能把"太阳"的邪势消减得越好。太阳邪势削减得越多，病邪对"太阴""少阴"的压力就会越小。这样，就为主战场和第二次战场的反击创造了最好的条件。所以，这个阻击战至关重要。

这就是"谋势"中的"破势"的运用，破邪势。

　　"太阳"战区的药力配伍：麻黄、桂枝、党参、黄芪、生白术、制附子、生姜、炙甘草。重用一味"麻黄"的破，配合诸多补气之品随桂枝防守。

　　很多人都听过"外感不用补法""闭门留寇"之类的话，总之就是有表证就不可用补药。这是不对的。不是不可用"补法"，而是要看"怎么补"。这个话题以后再讨论。

　　下面再看"少阴"第二次战场的情况。大家都知道，太阳与少阴相为表里。所以，太阳之邪入侵少阴十分容易。同理，一旦太阳病邪势衰，若在少阴施加拦截，病邪一样可以很轻易地向太阳退回。我们把从"太阳"传"少阴"称为"顺传"，从"少阴"回"太阳"称为"逆传"。"逆传"是临床治疗里病外透的一种常用手段，在以后章节会详细讨论。这里我们也可以利用这种"逆传"，在第一次战场攻击"太阳"的时候配合使用药力，在第二次战场迎头拦截病邪，并乘着"太阳"邪势衰弱的时候引邪外出太阳或者透邪外出太阳。

　　这就是"谋势"中的"顺势"。乘外邪溃散、势衰之时把里邪向外拦截、转透。如果"顺势"用得好，整个治疗过程就会如顺水推舟一般从容。

　　"少阴"战区的药力配伍：麻黄、附子、细辛。

　　综上所述，这个病人三个战区的基础药力配伍如下。

　　太阴主战区：附子、干姜、生白术。

　　太阳次战区：麻黄、桂枝、党参、黄芪、生白术、制附子、生姜、炙甘草。

　　少阴次战区：麻黄、附子、细辛。

　　合并药力得到：制附子、干姜、生白术、麻黄、细辛、党参、黄芪、炙甘草、生姜。这就是这个水肿病人第一战的药力组合。通过精细计算分配各自药物的用量来达到上述计算的战略目的。为下一步反攻开辟战场创造条件。

　　用药的目的、方向和组方都通过上述的详细计算完成了。下面就要结合病人的体质来分配各种药材所需要的分量了。

我们再来看一遍四诊反馈的信息。

(1) 55岁，有哮喘病史。

(2) 求治于多处，治疗历近1年，不效。

(3) 病人面浮，面色暗灰，舌淡，苔白厚浊。

(4) 动则气喘，卧床，小便青白，量少。

(5) 大便稀。

(6) 左右脉浮紧，脉略细。

(7) 右寸不足本位。

我们应该如何从这些信息中进行分析呢？要知道，能被记录下来的四诊结果都必然有其背后的含义。

首先看，"病人55岁""有哮喘病史""动则气喘""右寸不足本位"，这几天信息可以得出一个什么结论？此人素有"肺气虚弱"的问题。

为什么？

首先看"右寸不足本位"这一条，它说明此人现在的"肺气严重不足"，所以出现了"动则气喘"的情况。但是，这只能说明现在病人的情况是"肺气不足"，并不能说明病人"素有肺气不足"。再看看"有哮喘病史"一条，这条能说明此病人素有肺系毛病。虽然不能从这五个字看出此人"素有"肺气不足，但哮喘病的致病因中就有一条是"肺气不足"。此外，再结合"病人面浮，面色暗灰，舌淡，苔白厚浊""右寸不足本位"等条来看，都可以逆向推算出此病人以前的肺气就很弱。

何以知之？"舌淡，苔白厚浊"不仅在水肿的时候常见，如果病人脾土衰弱一样会有这种表现。而脾土虚弱就会导致土不生金，导致肺气的不足。最重要的"右寸不足本位"是肺气严重不足的必然表现。而且，能导致"脉象不足本位"这种衰弱脉象的，一般来说，不会是短时间的疾病，除了短期内有频繁的、过激的消耗肺气、损伤肺系等情况。此外，"有哮喘病史"还可以提供更多的信息。"哮喘"常见的情况中能符合这个病人状态的，一是"寒喘"，一是"虚喘"，一是"痰喘"。而从四诊记录来看，他并没有特别的"痰"的问题，所以基本可以排除此人是"痰喘"的可能。为什么？因为如果此人以前的"哮喘"是"痰喘"，如今随着肺气虚衰、阴水泛滥，则会表现出更明显的"痰"的症状。那么，这个病人以前的"哮喘史"基本可以落到"寒喘"和"虚喘"这两者上了。不管以前是"寒喘"还是"虚喘"，它们都有指向了此人"肺阳不足"。"肺阳不足"必然会导致"肺气不足"。所以综合上述计算，我们可以反推出此人"素有肺气不足"的结论。

为什么要计算这个？因为在我们前面综合计算之后制定的作战方案中，"太阳"第一次战场是阻击邪势的一个重要节点，其中最重要的一味药是"麻黄"。而启动"麻黄"的战力是需要消耗大量的"肺气"作为能量的。所以，要精确计算这个病人在第一战中应该投入的"麻黄"用量，就需要精确计算病人"肺气"的可支配总量。

"太阳"第一次战场的战略目的是什么？是最大程度上"削减邪势"。当然，能一战全面收复"太阳"更好，可是这种情况只是最理想情况，在临床重症极少出现。

为什么？一个是邪势太强。要一次击溃这么强大的邪势，需要一次性投入的"麻黄"用量会远远超过大多数"正常人体"的承受极限。二是这种临床重症的病人的身体，在经过长期、反复的折腾后，身体的承受能力都已严重衰减。

所以，我们需要计算病人的太阳邪势。根据病人的身体情况，第一战最理想的情况是能够击溃60%的邪势。如果能达到这个战果，"太阴"主战场的压力就会得到最大限度的削减。这就为清扫和收复"太阴"提供了极其有利的条件，同时也为收复"太阴"之后，最大程度上恢复"太阴"的生化能力提供了基础条件。而"太阴"恢复的状况又直接影响甚至决定了抗病反击的"战力"和"可持续时间"。简单来说，就是"太阴"恢复得越好，身体的正气就能恢复得越好，就能为后面的战争提供更多的能量，还能够尽可能多地去支撑战争的时间。而上述两点对于危重病人来说都"事关生死"。拥有足够的正气生成量和储备量，就能为病人提供更多的治疗时间和治疗所需要的消耗。这就是和病邪"抢时间"。

虽然基于建立在整个战局上的计算，最理想状态是第一战能消灭60%的邪势。但这个病人"素有肺气虚弱"的情况非常掣肘。要想达到一次消灭邪势60%就需要使用麻黄20g。经计算得知，病人身体现有的"肺气"存储量也可以满足这样一次攻击。那么，这个"麻黄"就可以使用到20g吗？

不能。

此时一定要把"素有肺气虚弱"的情况计算进去。"素有肺气虚弱"背后的意思是什么？肺脏已经损耗得非常严重，就像一个损耗严重的"手机电池"一样，看起来现在病人的"肺气"存储量还有70%的显示。但是，此时70%的显示与没有受损的肺脏所显示出来的70%的"肺气"存储量不是一个概念。正常人这样的肺气存储量，可以支撑40g的麻黄打一仗，后续虽然可能会表现出肺气虚弱，但还没有严重问题。但是"素有肺气虚弱"的病人用这种顶着"肺气"消耗上限去提供能量给20g麻黄打一仗的方法，很可能会导致肺脏的严重受损。

所以，即使经过计算得出病人的肺气可以提供20g麻黄一战，这种顶着上限消耗也是非常危险的。我们需要把这种"消耗量"调整到病人脏腑可承受的安全区间去。这里又有两个方法：

一个是短时间内尽可能提升"肺气"的存储量，可以使用人参、黄芪、生白术之类的药物解决。但问题是这种肺脏虚损的病人"肺气"的容量总量是有上限的，不可能无止境地填充。这就需要在组方的时候计算到所提供的补气之品一方面要能够直接参与战场的消耗，一方面还要能尽可能地为"肺气"提供补充。也就是说，在战争中尽量利用"药力"为麻黄的消耗提供能量，尽可能减少麻黄对"肺脏、肺气"索取的压力。同时还要一方面利用剩余的"药力"补益"肺气"，并同时启动"太阴"的运化为"肺气"提供支援。这也是"谋势"中"蓄势"和"就势"的利用。

另一个方法是减少"麻黄"的使用量，但这样会导致整体战力的减弱，从而导致对整个战局的影响。

所以，经过周密计算，得出组方中各药的用量为：制附子15g，干姜15g，生白术50g，麻黄17g，细辛9g，党参20g，黄芪30g，炙甘草12g，生姜3片。

这种方子就不要用普通的君臣佐使去衡量了。因为它是作用于几个战区的由几个师团组成的集团军作战，相互之间没有绝对的统属关系。但是，在每一个战区中，君臣佐使的配伍还是需要的。

不要问这个用量是怎么计算出来的？

没法回答。只有到你能精确认识并计算到"邪势""病势""药势""正势"的时候，根据不同的病人和不同的状况，你心中就能计算出比较精确的用量。这个是一个综合能力，说不出来。

扯远了，下面再回到这个组方的问题上来。

现在经过上面的详细计算，组方的框架已经定下来了：制附子15g，干姜15g，生白术50g，麻黄17g，细辛9g，党参20g，黄芪30g，炙甘草12g，生姜3片。

这样够不够？

够用了。但是还有进一步润色的空间。

若另加入杜仲18g，续断18g，茯苓15g可以达到最佳效果。

好了，该计算的都已经完成了吗？

并没有。我们还要把这个药方代入病人的身体中，去计算使用多久会出现什么样的情况变化，特别是有可能会出现哪些意外情况，当出现这些意外情况的时候，如何应对与救急，等等。这里就不再细说了，当你具备了前面的计算能力，这些方面的计算都是水到渠成的。

那么，当所有的计算都完成之后，给药。

这个病人的服药过程及效果如下。

第一天用两剂，几个小时一次（这个时间不能说，如果你误用了会害人的），连续给药，热服，越热越好，只要不烫着。每次给药之后，一小碗稀粥跟上。温覆，取微汗。到23点后，用药结束。次日后，麻黄减到

5g，加升麻7g，其他不变。一日两剂。再随后，一日一剂。脉象改变，小便增多，水肿开始消退。上方稍作调整之后，连用10d，水肿基本消失。后续调养1个多月，恢复。

这些就不详细记录了，本篇讨论的是"谋势"，把眼光盯在"势"的变化和计算上就好。

在这个例子中，没有用到利水药，用茯苓也是为了加强健脾而已。用药的计算与节奏都是一种对"势"的驾驭。效果如期。这就是汉唐中医的魅力。上述涉及所有的计算都是从仲景的书里学来的。

这里补充一点。在上面提到了"有可能会出现哪些意外情况"，有些人可能会问，既然都计算得这么精细，怎么还会出现"意外情况"？

其实，这里的"意外情况"不是组方也不是用量，这些都是没有问题的。那么问题可能会出在哪里呢？

在"用"。

不知大家有没有看出来，这样的用药、对"药势"的驾驭基本上都是顶着上限在走。每味药的用量也好，每天的给药也好，都力求达到"药势"的安全上限值。例如在第一天的两剂连用，当肺气在大量消耗之后，素有肺气虚弱的病人很可能会出现肺气衰的情况，出现心慌、心悸、出冷汗等欲"脱"的症状。这个是非常危险的。关于这些可能出现的"意外"都要提前计算到并做好充分准备工作，一旦出现任何"意外"的苗头都要有能力在第一时间去纠正。

所以，再次强调，对"药势"的把握要量力而为，不要一味地追求"效果的最大化"而不顾背后的危险。要达到我的这种程度，敢于顶格用药、用势，需要有极强的四诊和计算能力以及强大的心理素质。这些都不是急于求成能够达到的。还是那句话，把基础打好，打到足够好，才能拥有足以炫目的能力。

大家看了上面一例病案在治疗中所运用的"谋势"，感觉如何？

这是用"正"，打阵地战中"谋势"的运用。这种顶格上限的运用有一个先决条件，病人必须在眼前用药，以便能时时通过四诊观察"病势"

的变化来调整、组织"药势"，并能在第一时间察觉风险以进行有针对性地化解。

其实，如果条件允许，比起用"正"，我更喜欢用"奇"。

所谓的用"奇"，就是尽量利用可以利用的各种外在条件，最大程度上减少对"正气"的消耗，并从最大程度上达到消耗"邪势"的目的。

例如上面的这例水肿病人，如果条件允许，可以先使用"刮痧"来用最小的"正气"消耗达到开散"太阳"的目的，从而衰减"太阳"邪势。但用这个方法有一个前提，就是要有温暖的环境。如果环境比较冷，贸然刮痧反而容易加重病情。此外，针灸、刺血等方法都可以在尽可能小的损失"正气"的前提下衰减病邪的邪势。

这种"分步"进行先衰减邪势的步骤，其实就是"谋势"中"蓄势"的一个体现，为后续的反攻蓄积能量。"蓄势"是个很有意思的运用，不仅可以蓄积"正势"，还可以蓄积"邪势"。

"蓄正势"很常见，也很好理解。这个就不多说了。

有些时候，我们还可以有目的地蓄积"邪势"。这又是"谋势"中"借势"的很重要的一环。尤其是在内有病邪深入、外有前医治乱的情况下，就可以利用一次外感的力量让外感邪势蓄积到一定程度并有目的地引导其向内去"传经"。这个时候，我们就乘外邪破开相关经络的时机投入药力，从里向外一鼓作气把体内积蓄的邪势沿着经络托透出去，这也是很好玩、很考验"眼力"和"手力"的一种操作。

所以，能在"势"上进行把握和运作，就能把很多貌似简单和常见的方药变得非常灵动与精彩。

上面讨论了一些"病势""脉势"之间的关联。

很细致了吗？

不，这些还只是很浅层次的划分。就"病势"而言，还有更多更深层次的划分，例如病邪入侵的程度也是可以划分的。

风寒之气入侵太阳经，随着入侵势力的逐步增强，病邪对太阳经层的实际影响也会逐步深入。这里的"深入"，往往会表现在两个方面：

一是循经蔓延入侵。这种入侵是病邪沿着经络入侵的一种表现。这种表现主要有两个方面，一方面是在本经络中循经蔓延入侵；另一方面是在经络间的循经蔓延入侵。《黄帝内经》《伤寒杂病论》中所言的"一日太阳、二日阳明……"的"传经"过程就是这种入侵表现。

二是向经络深层入侵。这种入侵是病邪向着经络纵深入侵的表现。举个简单的例子：伤寒太阳病，一日，肩背不适。二日，肩背不适，并且出现腰背酸重。这种情况就是病邪在循经入侵。二日，若没有出现其他不适，只是昨日肩背不适加重。这种情况就是邪在太阳经络肩背区并没有循经入侵，而是向经络纵深入侵的表现。

总的来说，病邪循经入侵，表现出来的是病邪"攻击面"的延伸和扩展；病邪深层入侵，表现出来的是病邪病势上的加重。两者一个表现出的是"广度"，一个表现出来的是"深度"。有些时候它们也会同时表现出来。

我们通过对病人脉象的把握就可以清晰察别病邪的所在及发展趋势等，通过搜集这些病邪的信息还可以进一步指导后续的治疗中的组方用药。

这些基础内容也都是在深层计算中必须熟练掌握的。

第五篇 天生天杀的旋律

> 天生万物，亦杀万物。从而完成一消一长，均平阴阳。老天牧养万物再残杀万物，用生死轮回成就阴阳消长。所以说，天生天杀，物之常也。四时之邪过极则能摧毁人体根本，故人应尽量规避害生。

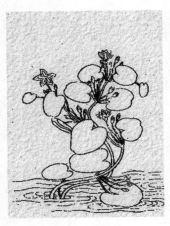 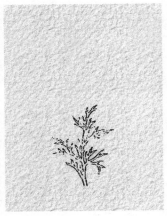 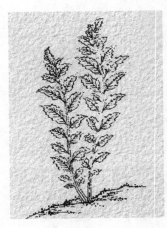

天生天杀，物之常也

《经》曰："天食人以五气。

五气者，风、寒、暑、湿、燥。分属五行，以养五脏。

风气生于东方，以归肝木。

寒气生于北方，以归肾水。

暑气生于南方，以归心火。

湿气生于中土，以归脾土。

燥气生于西方，以归肺金。

其之所归，即入其脏。或归其阴，或归其阳。冲和为养；太过、不及则为伤。"

天生万物，亦杀万物。

从而完成一消一长，均平阴阳。

所以，生，是天道。

杀，一样也是天道。

注意了，这里说的"均平阴阳"不是指"阴阳平均"，而是指"阴"和"阳"的"均平"。"均平"，不是"均等"。在乾坤阴阳中，"阴"永远远远大于"阳"。大到浩瀚乾坤，黑暗永远是大于光明的；小到一人身体，形骸有形为"阴"，神气无形为"阳"，"阴"也是远大于"阳"的。也正是由于阴大于阳，所以才有"生道多艰"而死路纷繁，所以才有"九死一生"之说。

道家文化的衰落和遗失导致后人只是以为这个词表示的是"形式局面非常危急"。其实，"九死一生"这四个字说的就是"生道多艰，死路纷繁"。凡是养生护生之途稍有错讹即成杀生害生之事。

比如说人生总离不开饮食吧？饮食是人生之所以能"生"的重要基础。但同样也是饮食让多少人疾病缠身，多少人加速死亡？连这种最基本的养生之途都藏着无数的伤生、害生的阴影，更何况其他？所以说，"九死一生"不仅有各种伤生、杀生的存在，就是"养生护生"不当也一样就会转成"伤生杀生"。所以，取死之路远远要多于护生之途。

再说上面的"天食人以五气"，看起来是养人的，确实也是养人的。只不过"养人"的前提是"正气"。

什么是"正气"？

例如"风"，在春天，发生于东方，无太过不及，不寒也不大温。这样平正从容的"风"才是养人的。背了时间、错了方位、失了平正的"风"不仅不能"养人"，反而会致病、杀人。其他诸气也是一样。

正是由于这些"不正之气"的存在会造成"伤生、害命"的后果，所以我们又把这种"不正之气"称为"淫邪"。五气邪化就是"五淫"。加上"五气邪化"皆能化"火"伤人，所以"五淫"加"火"合称"六淫"。这个"六淫"就是"外邪"伤人的总称，即风、寒、暑、湿、燥、火。

"问曰：何谓六淫？

师曰：春之风，冬之寒，夏之暑，长夏之湿，秋之燥，四时怒之火，谓六淫。六淫者，六邪化也。天真其遂能耗散，当避者也。故圣人避邪，如避矢石然。"

所谓"四时怒之火"的"四时"就是四季，这里指的是春夏秋冬"四气"即风、暑、燥、寒，"怒"则是"过极、亢盛"，四时之邪过极则能化火，这就是"六淫"。六淫能够耗散"天真"，也就是能直接摧毁根本，所以人们应当规避。"天真"即先天本真之气，是人体维生的重要基础。

老天牧养万物再残杀万物，用生死轮回成就阴阳消长。所以说，"天生天杀，物之常也"。生无所喜，老天生万物本就是用来杀的。所以，要想活得久一点，活得好一点，就要学会怎样尽量规避"害生"。

这里面的内容，往深处讲就通向修行中了。此为逆天行事，故不再多言。

六淫之中，以"风、寒、湿"为多见

在六淫之中，"暑"在夏天出现，"燥"在秋天多见。一年之中常见的就只有"风、寒、湿"三邪（火邪为淫气所化，后面再具体讨论）。

在这三邪中，我们知道"寒"为阴邪，其属性是阴寒的。"湿"也是阴邪，也能生"寒"。而"风"的属性就比较复杂一些。"风"有两种属性，一种偏阳性，所以有"温""热"的表现；另一种偏阴性，所以有"阴寒"的表现。而"风"这种偏"阴寒"的表现和"寒"邪的表现非常类似。注意，是类似而不是完全相同。这里面的具体内容，我们会在后面讨论"风"的时候再详细论述。这里大家先了解"风"的这两种属性就行了。

这三邪中都有的偏阴寒属性就导致这三者都可能引起一种脉象，"紧脉"。所以，"紧脉"是六淫发病的一个最重要的基础脉象，是大家必须掌握的。关于"紧脉"，我们也会在后文中详细讨论的。

前面说了，"风、寒、湿"三邪在四时中是最常见的。那么，什么是"风""寒""湿"呢？

这个问题其实早在2000年前，就有人在作系统地研究了。是谁？仲景。仲景的《伤寒杂病论》中就系统地阐述了这三者。

可惜，由于仲景的层次太高了，按照我个人给医力的划分，《黄帝内经》的深度在10级；仲景的医力在9～9.5级；药王孙思邈在8.5～9级。人家在这种层级阐述的东西都是比较高深的。就像一个围棋九段的高手随便阐述一点东西也都是在五六级以上。真正一二级的东西人家说得少，基本不谈的。为什么？能跟他们这种层级的高手请教的至少也是五六级以上的水平。初级一二级的内容是大家都知道的基础知识，人家是不会在讨论中重点去论述这样基础的内容的，这样就导致了今天出现的"千家伤寒千家解"的热闹场面。问题在哪里？就是仲景的《伤寒杂病论》中最基础的一至四级的内容缺乏了，才导致出现了这种所谓"千家伤寒千家解"这样"瞎子摸象"的纷乱场面。可怜，可悲，可叹。

可叹什么？可叹这些"大家"们连很多最最基础的"知识点"都弄错了，然后从这个错误的坐标出发乱摸一气，这能得到正确的结果吗？笑话而已。就这"风、寒、湿"三个字，都有很多人"不认识"。

不相信？就说这个"风"字，有多少人还在以为"就是空气的流动"？你是不是这样认识的？我们所说的空气流动形成"风"是近代的理论。在汉唐以前是没有"空气"这种说法的。仲景更不知道空气是个混合体，是合成了氢气、氧气、氮气、二氧化碳以及一些惰性气体等形成的大杂烩。其他五气致病都是单一某气的表现。那么"风气"致病是这个大杂烩中的氧气、氮气还是二氧化碳导致的？笑话而已。

"天食人以五气"没有说"天食人以空气层内的五气"。离开大气层，寒有没？有的。燥有没？有的。风有没？没了。没了大气层，哪里还有"空气"的流动？没有空气的流动，自然也就没有"风"了，这个逻辑很简单嘛。

对吗？当然不对。风在大气层之外也一样存在。仲景说的"风"、《黄帝内经》说的"风"都不是指所谓的"空气流动"。大家好好读读书吧。

那么，究竟什么才是"风"？《黄帝内经》为什么说"风为百病之长"？真的是说"空气流动是导致百病发生的最常见的原因"吗？让我们一起从最基础的知识点开始补习吧。

简单说说不简单的"风"

 ## 究竟什么是"风"

《黄帝内经》说："风为百病之长。"可见对"风"是非常重视的。但是，很多中医人会有一个误解，他们认为"风，就是空气的流动"。这是不正确的。

在"六淫"中，其他几种"气"都是单一的，而我们今天所说的"空气"是一种混合物，除了那些极其微量的气体之外，空气的主要成分是"氧气"和"氮气"。那么，你说这个风邪致病究竟是因为其中的"氧气""氮气"还是这个大杂烩的集体力量呢？

其实都不是。古人所说的"风"和我们今天所说的"风"不是一个概念。别看都是这个"风"字就混为一谈了。

那么，什么才是"风"呢？

《真意·有无》曰：阳薄于阴，气动为风。

这是什么意思呢？阳气与阴气的相互作用导致的阴阳气动就是"风"。

所以，"风"，是一种"气"（表示这个气中气机的升降），是一种充斥于天地间的本原之气。这种本原之气在四时中应四正四隅而各有生发。

说白了，在天地之间充斥着一种非常精微的本原之气，就像大海的海水一样满盈。这种天地之间的本原之气也会像海水一样涨潮、落潮。每到春分的时候，这种本原之气就会从东方开始升发，然后向其他方向扩散。而这种扩散的过程和表现就是古人所说的"风"。

所以说，"风"是天地间本原之"气"的升发和流动。为什么用这个"气"字呢？还是为了与大家常常混淆的空气的"气"区别，所以用这个"气"来表述天地之间精微之气的升降。

对应不同时节而生发的"风"就是"时气"。所谓的"时气"就是"当其时而有其气"也。大到四时，小到每个节气，都应该当其时而有其气，这种应时而来的"气"是醇正而冲和的。

打一个比喻。当其时而生的"时气"就像在水池中滴入一滴红墨水。扩散之前就是"时气"萌发。当红墨水开始向四周扩散开去，这个浸染过程形成的表现就是所谓的"风"。

所以说，经典中的"风"指的是"时气"在天地间的流行、扩散，而不是所谓的"空气的流动"。就像上面的比喻，红墨水扩散并不一定能使水池中的水形成"水流"。浸染的扩散是自行完成的。而水池中的水开始流动却会促进墨水的扩散。当大量红墨水冲击的时候，也会在水池中造成池中水的流动，这就是"风"。空气与"风"之间的关系和"红墨水"中池水与水流之间的关系非常类似。

正因为如此，很多比较敏感的人在天行邪气开始流行的时候，尤其是流行病将要暴发的之前，尽管没有大风也没有降温及其他征兆，他们就已经提前几天就先感受到了"邪气"，成为最开始受邪发病的一批人。这时的天气往往还没有开始变化，但他们却已经受邪了。然后才会出现变天、降温或大风，并随之出现大面积发病。因为比较敏感的人在"时气"之"风"的前锋到达时就已经能感受到邪气的存在了。当大多数人开始感受大风降温急剧变化而受邪发病的时候，已经算后知后觉了。

好了，我们终于把"风"的概念梳理清楚了。

接着往下，我们要来了解一些与"风"相关的基本概念。

什么是"正风"

春分时，"风"从东方来，这是应春时、应东方来的"时气"。这种"时气"准时而来，来的也不多不少，就是所谓的"当至而至"。这种

"当至而至"的"时气"就叫作"正气"，也叫"正风"。在《灵枢·九宫八风》篇中有："风从其所居之乡来为实风。主生，长养万物。"《灵枢·刺节真邪》中也说："正气者，正风也。从一方来，非实风，又非虚风也。"

由此可知，"正风"是主"长养"万物的。

什么是"正邪"

《灵枢·九宫八风》："正邪者，身形若用力汗出，腠理开，逢虚风，其中人也微。故莫知其情，莫见其形。"

《灵枢·刺节真邪》："正风者，其中人也浅，合而自去，其气来柔弱，不能胜真气，故自去。"

所谓的"真气"，在《灵枢·刺节真邪》中有："岐伯曰：真气者，所受于天，与谷气并而充身也。"的论述。

从上面论述中，我们可以明白"正风"（也叫"正气"）是主长养万物的，但由于一些特殊情况，这种"正风"也有可能伤人致病的。难道主长养的"正气"也会致病吗？这是什么原因呢？

其实很简单。在平人，应时的正气不为害、不为病。但是在羸弱者、脏气虚的情况下，对于平人来说不多不少不偏不倚的"正气"相对于羸者而言则有偏过了，所以亦可为病。但其病也轻，其人真气来复时病即可自去，不足为害。

什么是"虚邪"

《素问·八正神明论》："虚邪者，八正之虚邪气也。"

《灵枢·九宫八风》："风从其所居之乡来为正风。从其冲后来为虚风，伤人者也，主杀主害者。"

《灵枢·刺节真邪》："邪气者，虚风之贼伤人也，其中人也深，不能自去。"

所以，"虚风"是一种特指，是指当其时而反从其相对之处而来的

"风"。例如春分，应时之风当是从东方而来才正常，现在"风"却反而从西方而来，这就是"虚风"。"正风"主生，"虚风"主杀。

什么是"实风"

所谓的"实风"经中并未明言，但如果将下面几节经文结合起来看，就不难明白什么是"实风"了。

"正气者，正风也，从一方来，非实风，又非虚风也。"

"问曰：何谓未至而至，至而不至，至而不去，至而太过？

师曰：冬至之后，甲子夜半，少阳起。少阳之时，阳始生，天得温和。以未得甲子，天因温和，此为未至而至也；以得甲子，而天未温和，此为至而不至也；以得甲子，而天大寒不解，此为至而不去也；以得甲子，而天温如盛夏五六月时，此为至而太过也。

问曰：如此奈何？

师曰：但气候有应至仍不至，或有未应至而至者，或有至而太过者，皆成病气也。"

第一条经文出自内经，上面有引用。

第二条经文出自仲景。

结合这两条经文，我们就不难看出原来所谓的"实风"，就是"当至而太过"或"不当至而至"的"时气"。来早了或者来多了，总之就是来得太足了。太足了就叫作"实风"。

太足了也不是好事啊，过犹不及嘛。电压太过了就会损坏用电器；大河里水太多了就会泛滥。所以，这种"时气"太足了也一样会致病。但是，在经典中系统论述这种"实风"致病的内容很少。那么我们来举个例子，看看"实风"会带来哪些表现。

若上一年冬天寒水太过，至春分时寒气依然不减，天气当温却不温。

这里就有两个表现了，第一是寒水太过，以至于到春分时令还是寒气肆虐，这就是"当去而不去"，是"太过"；第二是时令已至春分，天气当温反而依然寒冷，这就是"当至而不至"，是"不及"。

这样，寒水之气太过而厥阴风木升发不及，就容易出现"外有束寒，内有郁热"的情况。这种时候很容易暴发"温病"。大家看看春温的发病，基本都属于这种情况。其实，这也就是"冬伤于寒，春必病温"的另一种表现形式。

当这种"时气"来得迟了或者来的少了，就是"当至而不至""至而不及"。

太少了会不会致病？会的。

这种至与不至的问题，我们只是为了说"风"才粗略地谈了一下，若真正细分下来，它里面还有很多东西值得深究，这些我们在讨论《阴阳大论》的时候会详细加以阐述。

什么是"风邪"

凡不正之风气，皆是风邪。这里提到的"正风""实风""虚风"都是几个很典型的风邪。

那么，春分时节"风"从南方、北方、西北、西南来等情况又被称作什么呢？

我们将这种不应时、不应方位而来的"风"统称为"邪风"。"邪风"发病，各有不同。

上面，我们讨论了四方应四时的四种"风"，这在方位上是"四正"，另外还有"四隅"，就是从东南、东北、西南、西北四角来的风，合起来就是所谓的"八风"了。

这里才只谈到了"风邪"之中"虚风"部分的内容。下面我们将讨论"风邪"的其他部分——八风。

什么是"四时八风"

师曰：《经》曰：四时有风焉，名曰八节八风。八风发邪，以为经风，触五脏，加而为邪气，邪气内薄，是以发病。

故太一入徙立于中宫，乃朝八风，以占吉凶也。

风从南方来，名曰大弱风，其伤人也，内舍于心，外在于脉，气主热。

风从南方，其伤人外在脉而内舍心，故曰大弱风。大弱风入心，脉僵，诸热，头脑弗清，阳浊血郁。

风从西南方来，名曰谋风，其伤人也，内舍于脾，外在于肌，其气主为弱。

风从西南，其伤人外在肉而内舍脾，故曰谋风。谋风入胃，肌肉奭弗用，气浊体重，弱。

风从西方来，名曰刚风，其伤人也，内舍于肺。外在于皮肤，其气主为燥。

风从西方，其伤人外侵皮而内瘵肺，故曰刚风。刚风入脾肺，皮肤干燥，消以渴。

风从西北方来，名曰折风，其伤人也，内舍于小肠，外在于手太阳脉，脉绝则溢，脉闭则结不通，善暴死。

风从西北，其伤人外在手太阳脉，而内伤小肠，故曰折风。折风入小肠，脉绝溢，闭结弗通，善暴死。

风从北方来，名曰大刚风，其伤人也，内舍于肾，外在于骨与肩背之膂筋，其气生为寒也。

风从北方，其伤人外在胃而内伤肾，故曰大刚风。大刚风入肾，背膂肩筋伤，寒为清滞。

风从东北方来，名曰凶风，其伤人也，内舍于大肠，外在于两胁腋骨下及肢节。

风从东北，其伤人外腋胁而内大肠，故曰凶风。凶风入太阳，亦胁，肢节骨痛。

风从东方来，名曰婴儿风，其伤人也，内舍于肝，外在于筋纽，其气主为身湿。

风从东方，其伤人外侵筋而内凌肝胆，故曰婴风。婴风入肝，筋缩弗用，肌纵不收，湿淫形。

风从东南方来，名曰弱风，其伤人也，内舍于胃，外在肌肉，其气主体重。

风从东南，其伤人外在肌而内侵胃，故曰弱风。弱风入胆，背控颈项急，股外寒，多梦而惊。

此八风皆从其虚之乡来，乃能病人。

三虚相搏，则为暴病卒死。

两实一虚，病则为淋露寒热。犯其雨湿之地，则为痿。

故，圣人避风，如避矢石焉。

其有三虚而偏中于邪风，则为击仆、偏枯矣。

《素问·金匮真言论》岐伯对曰："八风发邪，以为经风，触五脏，邪气发病。所谓得四时之胜者，春胜长夏，长夏胜冬，冬胜夏，夏胜秋，秋胜春，所谓四时之胜也。"

顺便说一下，《黄帝内经》中的"八风"是指来自四正四隅的风气，和佛教中的"八风"不是一个概念。佛教中的"八风"更多的是指各种负面情绪对心境的影响，不要混为一谈就行了，这里不做讨论。

这里讨论的是"四时八风"，我们前面说过，四时应四正四隅而生发的时气就是四时的正气，是正风。正风主长养，故不致病。此处讨论的"八风发邪"是四时不正之气，是"邪风"，邪风则致病。这是论述"风邪"中"八风"各自所伤、所病的情况。当然，"风邪"致病显然远远不止"八风"发病这些内容。更多的我们会在后面继续讨论。

从时令上说，有春夏秋冬四时的风。此外如果再细分下去，每个时令又都分为六个"节气"，而每个"节气"所对应的风，也是不尽相同的。但凡发不应时的风都是"邪风"。所以，风邪为患最多，同时又是很多其他疾病的基础病因。所以，经曰"风为百病之长""风为百病之始"。

好了，我们借助经典已经系统地把"风"这个概念阐释了一些。全部阐述完了吗？没有。还有很多"风"的内容，需要大家在以后的读经中自行体会，这里只是提纲挈领地拿出一些重点来论述以往学界对"风"的误解和疏漏。

小　结

大家对于什么是"风"弄明白了么？可别再和自然界的"风"混为一谈了哦。

自然界的"风"仅仅是空气流动而已，例如蒲扇轻摇，空气也就流动生成了"风"。这个"风"显然不是作为"六淫之首"的那个"风"，更不是所谓的"百病之长"。

总体来说：

"虚风"是致病能力最强的"邪风"，中病多死。

"邪风"是天地间致病最多的病因，随时随地、无时无刻都可能感受到它的存在。

"正风"是正气，主长养，一般不能致病。若其人正气虚衰，感触而发病，病势亦较浅，可自愈。

"实风"是正气太过之气，自身有一定的致病能力，另外由于对其他时令之气会产生一定影响，所以有可能会引发一些另外的时令疾病，如"冬伤于寒，春必病温；春不病温，夏必病暑"等，这就是"实风"的后续影响。

风通肝气

"风"是天食人的"天之五气"之一，在天为风，在地应木，在人应肝，在体应筋。所以"风"之气能与肝气相通，为本原相同之气，谓之"同气"。所以，风之气可以补肝养筋。当然，得是正气才行。邪风一样可以伤肝伤筋。

再提醒一下，这里所说的风，并不是我们今天常说的"空气流动"所形成的那个"风"。我们传统中医理论体系中所说的"风"是一种非常本原的"天之气"，是一种非常精微的本原物质。

　　但不是所有的"风"都"养人"，只有"正气"能够养人。在《素问·九宫八风》篇中有："风，从其所居之乡来，为实风，主生，长养万物。"所以，只有这种"从其所居之乡来"的"风"才是养人的。

　　什么是"其所居之乡"？简单来说就是春天，风从东方来；夏天，风从南方来；秋天，风从西方来；冬天，风从北方来等，在对应的时节里从相对应的方位而来就叫作"从其所居之乡来"。这种风叫作"实风"。只有这种风才能"主生，长养万物"。

　　如果不是这种按时节、从对应方位来的"风"就不是"生"，而是"杀"、是"病"了。我们这里讨论的作为病因的"风"，主要就是指这种"不按照节令、不从对应方位来"的"风"。这种"风"对人体的伤害可以从最浅的腠理层一直损伤到最深的脏腑层，导致很多疾病，是一个最常见的、最重要的致病因素。所以，在道家修行中有一句话叫"避风如避箭"，说的就是对这种"贼风"要像躲避箭矢一样避开它。

风为百病之长

　　在对应的节令从对应的方位来的风才是"实风"，才能长养万物。

　　那么，在这个时节里四面八方只有一方来的才算是好的风，其他七方来的"风"反而都是"致病原"，是来收割生命、摧毁生命的。可见，人活着就无时无刻不在承受天道的追杀。

　　这个老天，也是够狠心的，给了人类一分生的希望，却同时又折腾出无数个如影随形的死的威胁。不过，天地万物，有生就有杀。阴阳原本就是如此。而且在自然界，"杀"是一个永恒的主题。

　　"生"，是建设。"杀"，是摧毁。摧毁，永远比"建设"容易。你辛辛苦苦两个月才建好的房子，定点爆破两分钟就能摧毁成一地废墟，给你两分钟再建起来是不可能。可见摧毁比建设要简单得多。

同理，疾病破坏要比养生护理简单得多。一瞬间的受邪可以直接摧毁掉你辛辛苦苦几个月几年甚至一辈子的养护。所以，才有"九死一生"这个成语。这个成语真正的含义是说生道艰难，能够护生的因素很少，而能够伤生的因素却非常多。我们人活着，吃饭、喝水是维持生命的基本因素吧？就这样的基本因素一不小心一样会导致"伤生"。比如吃了不该吃的、喝了不该喝的会伤生，该吃的吃多了会伤生，该吃的吃少了一样也会伤生。可见，维护"生道"有多难。

这里说的"风"也是。

这些不符合条件而来的"风"是导致人体发病的一个重要因素。这个家伙导致的发病范围很广，从最轻浅的腠理开始一直到脏腑深层，都可能会因为这个"风邪"的入侵而出现各种症状，甚至一些后果非常严重的疾病，例如肢体偏瘫、脏腑闭厥及一些积聚的生成（也就是现在常说的肿瘤和癌症等）等。所以，在《黄帝内经》中有多处反复提到了"风为百病之长"的观点。如在《素问·玉机真脏论》《素问·风论》中都有。可见在汉唐的中医理论架构中，"风"作为一个病因是多么被重视。

所以，仲景所撰写的《伤寒论》虽然书名叫作"伤寒论"，但在每一篇中与"伤寒"同时并举的都有"中风"的阐述。这也是我们在学习汉唐中医运用基础理论的经典——《伤寒论》之前讲解"风"字的原因。

风的属性

看到这里，有没有人会想到这样一个问题：仲景为什么要在《伤寒论》的每篇之中都同时并列讨论"中风"呢？

估计没几个人会思考到这里来的。

其实很简单。就是因为"风"的属性。

我们知道"道生一，一生二，二生三，三生万物。"一是混沌；二是阴阳分离；三是阴阳再次相互融合，再根据不同的阴阳组合衍生出天地万物。因此，万物皆同时具备"阴""阳"两种属性。老子所说的"万物负阴而抱阳"讲的就是这个道理。

既然万物都同时存在着阴阳两种属性，那某物的属性就由它所拥有的阴阳所占比例的权衡来确定。阴大于阳的就会表现出"阴"的属性特点，会从凉到极寒。同样，偏于阳大于阴的就会表现出"阳"的属性特点，会从温到极热。

天生五气，风、寒、暑、湿、燥，五气也生成于阴阳。所以，五气由于各自所含阴阳比重的不同，就会出现寒热两个方向的表现。

例如"寒"，就是阴多而阳少。阴五阳五，为平，阴六阳四为凉，阴九阳一为极寒。阳六阴四为温，阳九阴一为极热，极热为暑。

在天生五气之中，寒、湿偏阴，暑、燥偏阳，但这个"风"则是个怪物，风的属性最接近"平"的表现，又具有较大的不确定性，所以当"风"的阴大于阳的时候，它表现出来的是"阴风"，阴风偏凉偏寒；当"风"的阳大于阴的时候，它表现出来的是"阳风"，阳风偏温偏热。

所以，风是可以具备寒热两种属性表现的特殊存在。

这是在"天之五气"中所独有的。例如，寒偏阳了，就会逐渐改变寒的属性，最终会变得不是"寒"，暑也一样。但是"风"可以兼具。偏阴就是阴风，表现为"风之寒"，这是"阳中阴"的状态；偏阳则是"阳风"，表现为"风之温热"，这是"阳中阳"的状态。所以，"风"可以兼具偏阳和偏阴两种属性。

当"风"偏阴偏寒的时候，它作为病邪伤人与"寒邪"伤人类似，所以仲景在《伤寒论》中的很多地方都把这种"风之寒"与"寒"这两种病因导致的疾病，都归类到以"寒"为特质的论治。也就是说，在《伤寒论》中所论述的"寒"这个概念其实是包含有两个部分的，一个是"寒"（作为五气之一的），一个是"风之寒"。

所以，伤寒的"寒"，经常表现为一个是"寒"；一个是"风之寒"；一个是"寒+风之寒"（也就是两者合并致病的情况）。

当然，即使是"风"的"阳中阴"的表现与"寒"的"阴"有着一定的类似，但在很多时候，它们还是有着本质的区别，两者不可以完全混为一谈。不过由于这种自然表现，很"风之寒"与"寒"在很多时候会合并伤人，所以也是没办法将两者绝对区分开来。例如"寒性收引"与风性的属性之一"封闭"在机体的表现上，有很多相似和相通的地方，同时也还存在很多不同。

仲景在《伤寒论》中单独提出来以"中风"论的都是讨论风的另一种"偏于阳"的属性。例如在"太阳中风"中，论述的就是"风"的另一种属性"疏泄"。这种属性最为大家所熟知，所以很多人会误认为"风"的属性就只有"疏泄"，这是比较片面的理解。大家之所以会出现这种情况，主要还是因为对中医最核心的基础理论的了解和认知不足。其实，在《素问·风论》篇中就明确讲到了"风气藏于皮肤之间，内不得通，外不得泄。"《诸病源候论》中也有"中风者，风气中于人也……其为病者，藏于皮肤之间，内不得通，外不得泄。"这种"内不得通，外不得泄"便是"封闭"了。因此，如果我们要不是细心研读经典，真正去挖掘这些中医基础理论的东西，只是人云亦云"风的特性是'疏泄'"，我们就不可能对"风"的属性有一个比较全面的了解。

这个看起来微乎其微的小事情却蒙蔽了你接近真相的一大半视野。一个视野的盲区，必然会损失一个精彩的世界。这也正是明清以后中医渐次衰弱的重要原因之一。

这里再强调一下，中医理论中的病因之一，外伤六淫中的"风"不是指大自然空气的流动。这里的"风"和"寒"一样，是天之五气之一，是比较精微的本原五行气之一。而我们今天说的空气只是一种各种气体的混合气，是比"天之气"粗劣很多倍的物质。我们说的"空气的风"离不开大气层，没了大气层也就没了风。而这种"天之气"的风却可以独立于大气层之外存在。

风，有两种属性的。其中之一就是大家最熟悉的"风性疏泄"，而另一种属性，相对来说现在就很少有人会关注和了解了，"风性封闭"。

在读伤寒论"太阳病，发热，汗出，恶风，脉缓者，名为中风"的时候，很多人被灌输的理论就是"风性疏泄，所以中风者恶风，腠理开泄而自汗出……"。从此之后，大家都以为"中风"就是"发热、汗出、恶风"的症状，除此之外，似乎就不是"中风"了。

这是一个误解。"发热、汗出、恶风"的确是"太阳病中风"的症状。但这也只是"太阳病中风"的症状而已，并不是"中风"的所有症状。

风性也不仅仅就是单纯的"疏泄"而已，至少还有与"疏泄"恰恰相对立的"封闭"的特性。可惜的是，"风"的这个特性在明代以后就基本没有人再探究了。

《素问·风论》："风气藏于皮肤之间，内不得通，外不得泄。"

《诸病源候论》："中风者，风气中于人也……其为病者，藏于皮肤之间，内不得通，外不得泄。"

这种"内不得通，外不得泄"是什么？

这便是"封闭"，就是"风"的另一个非常重要却一直被忽略的特性。请大家记住这个特性，我们以后在讨论"风邪致病"的时候会反复印证这个特性。

相对于"疏泄"的特性来说，"风""封闭"的特性才是"邪风"的典型致病特性。故古时又有"风者，封也"一说。是以师曰："夫风气藏封于皮肤之间，内不得通，外不得泄。使其内自害，其外消败。故风之中人，亦为封矣。"

这里重点说一下，风的"疏泄"只是风邪在入侵人体第一步最初期时所表现出来的特性。经曰"虚邪之中人也，洒淅动形，起毫毛而发腠理，始于皮肤。""发腠理"的"发"字，就是"开"的意思。所以，虚邪伤人就能使人腠理开泄，这个过程往往非常短暂。

但随着"风邪"的进一步深入，风邪所表现出来的就是它另一个重要特性——封闭。

所以，在临床上真正以"疏泄"为表现的"风"其实只是类似于上文"正风"发病的一种情况而已。能导致"疏泄"为症状表现的情况，不外乎四种：一为"正风"致病；二为"实风"致病；三为其人肝气过强，疏泄太过；四为其人表虚护卫不足。事实上，"正风"致病和"其人表虚护卫不足"两者的发病机制是基本相同的。

上面已经介绍了"实风"的一些致病情况，这里再说一下另一些情况，即"实风"的"开泄、疏泄"致病。总体来说，"实风"同时具有"疏泄"和"封闭"两种致病特性，具体病发哪种则和时令直接相关（其实是由此时的"风"所携带的阴阳偏盛的属性决定的）。例如冬令"实风"的致病就是以"封闭"为主，极少有"疏泄"的情况。此时的风所携带的属性则以"阴寒"为多见。而春季的"实风"致病则以"疏泄"的表现为多。此时的风所携带的属性以"温热"为主。但要注意，绝大多数"风"邪的发病都是以"封闭"为主。虽然有"实风"作为"风"的一个特例，所表现"疏泄"病例多见一些，但从总体来看，"疏泄"在风邪致病的临床表现中所占的比例还是很小的，个人认为连二十分之一都不到。在临床上，"封闭"的病例更为常见，小到外感风寒的感冒，大到临床上很多由于风邪封闭患者的经络所导致的"中风"，其患侧肢体不仁等症状都是由于"邪风"封闭了患者的经络所致。这些"封闭"的症状也和受风所伤的程度有关。因为表现为"疏泄"的时候，病位往往都是只在"太阳层的最外层腠理层"，而其他表现为"封闭"的情况基本都是风邪深入超过了"腠理层"，我们将在后面"风为百病之长"部分将详细逐一论述。

可怜。由于不能正确理解"风"的含义，人们从明代起就开始把"风"拆分成"内风"和"外风"。后人更是盲目推崇备至却全然不知从此"外风"渐亡，"内风"独秀，医学理论逐渐偏离了主航线。所谓的"内风"，不过是"中风"中的"肝风、肝气、肝血"内应的一个病理反应（内风很多。五脏皆可生"内风"），其所表现出来的症状也只是继发性的问题，在这些明显症状的背后还有更隐性的症状，那就是"封"。经络被封，所以经络循行灌溉的肢体便出现不同程度的功能性障碍；"邪风"被封闭，外不能泄而内薄，经络脏腑持续受邪，故症状会逐渐加重。然而现在的中医学却受西学理论影响，一门心思盯着瘀血上，反而忘记了自己手中原有的宝贝。不过记得又如何？不能理解还是一样没用，结果还是束之高阁。

正是因为在理论上忽略了"风"的"封闭"的致病特性，而直接导致了明以后医学理论的脱节。

比如明以后的先生们在讲解伤寒的时候，都千篇一律地认为"麻黄"是治疗"伤寒"的。其实，在明以前，"麻黄"很多时候也可以用来治疗"中风"。例如，《千金》中的大小续命汤。

大续命汤： 麻黄八两　石膏四两　桂心　干姜　川芎各二两　当归　黄芩各一两　杏仁七十枚　竹沥一升

小续命汤： 麻黄　防己　人参　黄芩　桂心　甘草　川芎　芍药　杏仁各一两　附子一枚　防风一两半　生姜五两

能明白"风"的属性，自然可以读懂《千金》中使用"麻黄"治疗"中风"的含义。如果真正明白了这里面的意思，我们就再看看《伤寒论》里面的这条：

太阳中风，脉浮缓(宋本作"伤寒脉浮缓")，身不疼，但重，乍有轻时，无少阴证者，大青龙汤发之。

大青龙汤方： 麻黄六两，去节　桂枝二两，去皮　甘草二两，炙　杏仁四十枚，去皮尖　生姜三两，切　大枣十二枚，擘　石膏如鸡子黄大，碎

上七味，以水九升，先煮麻黄减二斗，去上沫，纳诸药，煮取三升，去滓，温服一升，取微似汗，汗出多者，温粉粉(一作"扑")之，一服汗出停后服。若复服汗多亡阳遂虚，恶风，烦躁，不得眠也。

首先我们来看这条的争议处：宋本作"伤寒，脉浮缓"，桂本作"太阳中风，脉浮缓"。那么此条究竟是"伤寒"还是"太阳中风"呢？"脉浮缓"三个字就已经说明问题了。"脉浮"即病在外、在表；"脉缓"则一种是风邪多见，一种则是病人体虚多见。而病伤寒则脉当见"紧"。所以此条文意当是"中风"而不是"伤寒"。而且，再看条文中"身不疼"三个字以及处方中使用的"麻黄六两"来看，此条经文所言的受邪应该较重。对比一下这条经文：

太阳病，头痛，发热，身疼，腰痛，骨节疼痛，恶风，无汗而喘者，麻黄汤主之。

麻黄汤方：麻黄三两去节　桂枝二两去皮　甘草一两炙　杏仁七十个去皮尖

上四味，以水九升，先煮麻黄减二升，去上沫，纳诸药，煮取二升半，去滓，温服八合，覆（一作"复"）取微似汗，不须啜粥，余如桂枝汤法将息。

看出什么来了？这里的太阳伤寒处方中只用到了"麻黄三两"，说明此时的症状相对来说都是比较轻的，而症状表现却有"头痛，……身疼，腰痛，骨节疼痛"等身痛的情况出现。同样来看下面这条经文：

太阳病，脉浮紧，无汗，发热，身疼痛，八九日不解，表证仍在，此当发其汗，麻黄汤主之。

可见，太阳伤寒，尤其是太阳伤寒重症，多见疼痛。

而从上条使用的药量可见其症状较重，"身不疼"可见此证不是"伤寒"而是"中风"。再结合条文中"脉浮缓"三字，可以确认此条为"中风"无疑。不能因为受明清以后的思维制约就以为"麻黄治伤寒，桂枝治中风"。要知道，在汉唐中医体系中"麻黄"既可以用来治疗"伤寒"也可以用来治疗"中风"。再来看看下面的一组条文比对：

太阳中风，脉浮缓（宋本作"伤寒脉浮缓"），身不疼，但重，乍有轻时，无少阴证者，大青龙汤发之。

太阳伤寒（一作"中风"），脉浮紧，发热，恶寒，身疼痛，不汗出而烦躁者，大青龙汤主之。

看到没？在太阳伤寒和太阳中风这两种情况下都可以使用"大青龙汤"治疗。大青龙汤的主药是什么？"麻黄"呗。

这些有没有引起大家的深思呢？

为什么在"太阳中风"和"太阳伤寒"这两种情况下都可以使用"大青龙汤"呢？

我们将在后面讨论"大青龙汤"的时候再详细论述。

超级大反派——"寒"

寒，是什么

"寒"，天食人的"天之五气"之一，在天为寒，在地应水，在人应肾，在体应骨。所以，"寒"之气能与肾气相通。所以，寒之气可以补肾、养骨。

寒为万病之源

与"风"一样，"寒"也是五种"天之气"的一种。这种寒气只有在立冬之后，从北方应时令时而来的、不亢盛也不亏、不多也不少的，才是可以生养人体的一种重要资源。不满足这些条件的"寒气"则不仅不能濡养身体，还会造成身体功能的障碍而成为"病因"引发各种程度的疾病。

仲景也正是着眼于此，所以才把他一生的心血结晶命名为《伤寒杂病论》，并在书中说"其伤于四时之气，皆能为病。""以伤寒为毒（一作"病"）者，以其最成（一作"盛"）杀厉之气也。"可见仲景对"寒邪"的重视。

所以，真正搞懂这个"寒"字对学习和研究仲景的《伤寒论》有着非常重要的意义。

前面，我们比较系统地讨论了"风"和"寒"的基本定义。

《黄帝内经》说："风为百病之长"，师曰"寒为万病之源"。既然风和寒致病这么厉害，我们也没有理由不认真研究一下这其中的病理、病机及病变的发展等。不过，这方面的研究，仲景早在2000年前就已经系统地讨论过了。下面我们就来看看仲景是怎样讨论的。

什么是"伤寒"

伤寒，其实在大多数情况下是外感诸邪的总称。我们一般分为"狭义伤寒"和"广义伤寒"两大类来加以讨论。

狭义伤寒

从狭义上说，"伤寒"一般就是指被"寒邪"所伤。

仲景说："冬时严寒，万类深藏，君子周(一作"固")密，则不伤于寒；触冒之者，则名伤寒耳。"

狭义伤寒，分为两支。

1. 伤于"寒"的伤寒

上面仲景说的"冬时……触冒之者，则名伤寒"就是直接受到了"寒邪"的侵袭。这种"伤寒"在一年四季之中都可以见到。仲景只说到"冬时"是因为"冬时"寒气最盛。在四时中，随时随地都可以有"寒邪"存在，即便是盛夏也不难见到"伤于寒"的病人，更不要说其他如"春寒料峭"的季节了。

在这里，所谓的"寒邪"只是"寒之气"为病的一种称谓。"寒气"致病，所以称为"寒邪"。不致病的"寒气"就只是天地之间的一种时气而已。

"寒之气"是四时之中"风、寒、暑、湿、燥"五气之中的一种，其时应冬，属于冬令时的正气，就像春之风气、夏之热气、秋之燥气、长夏之湿气一样。《素问·六节藏象论》中说"天食人以五气"指的就是四时之五气是可以滋养人身的。例如寒气养肾、暑气养心、风气养肝、燥气养肺、湿气养脾等，它们本是天地之正气。但是，正气若不应时或太过不及，也会变成"邪气"。所以，"正气"和"邪气"本没有绝对的界限。对于人体来说，身体需要的就是"正气"，身体需要却给得太多就会变成"邪气"，更何况不应时而来的"时气"，当然也会致病，也是"邪气"。

这"五气"在其所对应的时节中自有旺衰，互有生克。所以，夏季的时候，暑热之气自盛，而其所克之气即寒气则衰微。但在四时之中，五气只有旺衰，没有消失。也就是说，在一年四时之中的任何时候，"寒之气"都是绝对存在的。也正是因为这种绝对的存在，人们在任何时候都有可能感受寒邪侵袭而致病，也就是"伤寒"。

2. 伤于"风"的伤寒

很多人看到这个标题就会有疑问了，这是不是胡说啊？

"伤寒"，顾名思义，是被"寒邪"所伤。怎么可能还有被"风邪"所伤的呢？这是因为大家对"风"的理解和认识，在基础理论上是存在漏洞的。如果我说"风主疏泄"，相信大家都没有意见。

为什么？因为从明清到现在，大家都是这么教、这么学的。在读伤寒论"太阳病，发热，汗出，恶风，脉缓者，名为中风"的时候，很多人被灌输的理论就是"风性疏泄，所以中风者恶风，腠理开泄而自汗出……"从此之后，大家都以为"中风"就是"发热、汗出、恶风"的症状。除了这个，其他都不是"中风"了。这是一个误解。"发热、汗出、恶风"的确是"太阳病中风"的症状。但这也只是"太阳病中风"的症状而已，并不是"中风"的所有症状。

那么，"中风"的症状还有什么？我们还是来看看汉唐时期的经典吧。

《素问·风论》："岐伯对曰：风气藏于皮肤之间，内不得通，外不得泄。"

《诸病源候论》："中风者，风气中于人也……其为病者，藏于皮肤之间，内不得通，外不得泄。"

这是什么意思？

是说"风"的"封闭"的属性，能使"内不得通，外不得泄"。所以，在汉唐的时候还有一种说法叫作"风者封也"。可惜明清以来，学者对这些基本理论的研究就忽视了。

风为什么还有这样与众所周知的"疏泄"完全相反的属性呢？

其实很简单。那就是因为"风"还有"寒的属性"。这个属性很容易被人们忽视。我们知道，中医理论的最基础的核心就是两个字——阴、阳，也就是所谓的"两仪"。"两仪"再分就是"四象"。"四象"就是把"阴阳"再分成"少阳""老阳""少阴""老阴"这四种情况。

一年分为春、夏、秋、冬四季。这四季从阴阳角度来看，春、夏属阳；秋、冬属阴。春、夏再次细分，则春为少阳、夏为老阳。秋、冬再次细分，则秋为少阴、冬为老阴。所谓的"老阳"，就是阳之极也，即阳极多而阴极少的意思，所以夏天极热。所谓的"老阴"，就是阴之极也，即阴极多而阳极少的意思，所以冬天极冷。所谓的"少阳"，就是阴极之后，阳渐生渐多、阴渐减渐少的意思。所谓的"少阴"，就是阳极之后，阴渐生渐多、阳渐减渐少的意思。

我们学习"阴阳理论"，自然应当知道任何物质都同时具有"阴阳"两个方面。

风应春，故也属"少阳"。所以，风自身也同时具有阴阳两种属性。

当风中"阳"多的时候，表现出来的就是阳的表现、温的表现和疏泄的表现。

当风中"阴"多的时候，表现出来的就是阴的表现、寒的表现和封闭的表现。

所以，风性至少有两个，一个就是大家所熟知的"疏泄"；另一个恰恰与"疏泄"相反，是"封闭"。

这个"封闭"的属性，是从哪里来的？

就是来自于风的"寒的属性"。这是"风"的一个非常重要的特性，即所谓的"风之寒"。能认识到"风之寒"的意思，对"风气藏于皮肤之间，内不得通，外不得泄"这句话的意思自然就明了了。可惜明清至今的中医理论对这一块儿的认识却消失了，结果就导致中医理论出现了大块的缺陷。

所以，关于"风寒"两个字至少有两种意思：一为风与寒，即风邪和寒邪两者的合邪；二为风之寒，即风的阴寒之气。

本节讨论的核心就是"风之寒"的属性。我们要认识到"伤寒"不仅仅只是由"寒邪"所致，"风邪"也同样可以导致"伤寒"。

小　结

本节讨论的是"狭义伤寒"的两个致病原因，一个是直接触冒"寒邪"，另一个是触冒"寒属性"的"风邪"。总而言之，就是触冒了"寒之气"。所以"寒邪"致病，也至少有两种可能，一是"寒之邪"致病；二是"风之寒"致病。

其实，仲景在《伤寒论》中讨论"伤寒"的时候，虽然尽量在分离"××中风"、"××伤寒"，但大多数情况还是"风寒杂论"，没有办法将两者绝对分开的。这是因为"寒之害人，其来慄，其伤甚；其内动于胃，入乎肾，客乎血脉。内其伤脾，其外害肾。故曰寒为万恶之端。"

广义伤寒

上面我们谈到的是"伤于寒"的"伤寒"。这种狭义的"伤寒"仅仅只是"伤寒"大家族的一个分支而已。

从广义上说，"伤寒"是诸多外感之邪的总称。从明清以来，官方中医流派所讨论的"伤寒"就只是这一部分狭义的伤寒而舍弃了汉唐以前对"伤寒"更加宽泛、更加深邃的认识。其实，在汉唐以前，所谓的"伤寒"是涵括了诸多外感之邪的总称。

例如《难经·五十八难》："伤寒有五，有中风、有伤寒、有湿温、有热病、有温病。"这里面谈到的就是广义上的"伤寒"，是包括了各种温病、热病的。这种思想是与《黄帝内经》理论一脉相传的，《素问·热论》篇中所言："今夫热病者，皆伤寒之类也"，说的就是这个道理。所以说，"伤寒"和后世所谓的"温病"本是一家。真正理解了上面这两句话，真正了解了"寒"与"温（热）"之间的关系，自然就会明了了。例如在伤寒阳明热病中，为什么明明入侵的是"寒"，到这里反而表现出了"大热"的症状呢？这里面究竟发生了哪些变化、存在着哪些关联呢？为什么伤寒之后反而会出现"热入心室（心包）"这种高热、神昏之类比较严重的症状变化呢？这些内容都将在后面相关章节详细讨论。

这里我们只要明确一个认识就够了，寒和热是可以转化的。

说到"盛夏也有伤于寒的病人"，就不能不多插一句了，在盛夏受寒发病与在严冬受寒发病，虽然两者在发病初期有相同或相似之处，但在随后的疾病的变化、转归以及预后方面都存在很大的差异。例如我们常说的"中暑"，其实在很多病例的初发阶段，感触到的往往并不是"暑邪、热邪"，而是"伤寒"。所以在《素问·热论》篇就说："今夫热病者，皆伤寒之类也。"道理就在这儿。真正从农村走出来，经历过那种盛夏"双抢季节"的人或在城市建筑工地经历过顶着盛夏高温工作过的人才能真正体会到。而很多没有这种生活经历的医生往往难以理解这里面的关系。

真正的"中暑"最常见的也就只有两种原因，第一，就是顶着高温的重体力劳动，直接受到热邪入侵而中暑。在这种情况下，病人往往都是暴死，基本没有多少抢救时间。好在这种情况发病极少。第二，就是这种由于"伤寒"而导致的"中暑"。现在临床上可以看到的"中暑"绝大多数都是这种类型。这种病人发病最早时的表现都是在户外活动时，突然受到冷风、冷饮、冷水等因素的刺激，肌肤腠理在猝然受寒的情况下突然紧闭、不得宣发散热，从而导致体内热势得不到及时发散，以致热势壅盛而发病。这种情况的发病相对来说要比第一种情况要缓和一些，病势也有一个从轻到重的变化过程。经过及时抢救或自救，大多能很快恢复，只要不失治、误治，一般很少出现重症或死亡的情况。在农村，大多老农都知道，在夏季的户外劳作中一旦出现"闭汗"就要赶紧预防"中暑"了。

以上由"伤寒"导致"中暑"的例子，是"今夫热病者，皆伤寒之类也"的一种情况。在"伤寒"转化成热病的过程中，还有一种"由寒化热"的情况将在后面的"热病"以及"传经"中详细讨论。

 伤寒狠简单，伤寒狠复杂

我们先从最简单也最常见的"风寒感冒"入手。

估计大家都有过这种感冒的经历，对于感冒常见的症状也都比较熟悉，如打喷嚏、流鼻涕、鼻塞、咽痛、声哑、咳嗽、咳痰等。但感冒并不仅限于呼吸器官的症状，有时也会出现发热、头痛、肌肉痛、倦怠等全身症状以及腹痛、腹泻、呕吐、食欲不振等胃肠道症状。这些症状是什么原因导致的呢？又是怎样发生的呢？下面我们就从这些常见症状出发来一点一点地去分析、了解。

从这方面来看，伤寒的确很简单。从归属上说，我们日常所说的"感冒"就是"伤寒"。咱们绝大多数人每年都会感冒一两次，很多人都会自己买点药，甚至自己扛扛就过去了。

我们常见的"感冒"只是"伤寒"的冰山一角，是病情最轻浅的情况，如果在这个时候病邪失控，就会导致很多其他的病变。所以说伤寒是非常复杂的。

复杂到什么程度？

这样说吧，我们日常所有的常见和不常见的各类、各科疾病至少有超过2/3的病例都与这个"伤寒"有关。所以，内经所谓"风者百病之长"、前贤说"寒为万恶之端"的原因就在这里。

我们将再后面文章逐一讨论，尽量全面地剖析"伤寒"的威力。

仲景的《伤寒论》说的其实是一种外感疾病入侵人体发展变化的模式。通过这个疾病发展的模式，可以反过来窥见人体脏腑、经络等生理、病理功能的"常"与"变"。它也是学者、医生们认知人体生理、病理的一部教科书。要知道，中医体系中所讲的人体脏腑与西学通过解剖所认知的人体脏腑的区别非常大。

在中医理论体系中，人体的脏腑与相对应的经络、分部等密不可分。而《伤寒论》就是仲景通过病理反应来讨论人的机体受邪变化等表现的一部医学经典。

有人说《伤寒论》不谈"脏腑"，这是没有好好研读《伤寒论》的人在瞎掰。在仲景的《伤寒论》中，脏腑和经络的关系始终密不可分、贯穿交融。一个最基础的"麻黄汤"就把人体从膝理到经络再到肺脏的相互关系谈得很透，厘得很清。一个"麻黄杏仁石膏甘草汤"就清晰地反映出病邪从"太阳"往"阳明"传变并热化的变化趋势，并讨论了在此趋势下可能出现的进一步病理传变，如"足阳明热病""手太阴热病""手少阴、厥阴热病"等，是除了伤寒本病之外所包含的相当一部分的"温病"范畴。

伤寒的入侵

伤寒的入侵，常见的会有以下几种情况。

一是《黄帝内经》所说的从皮肤膝理而入。《灵枢·五变》："百疾之始期也，必生于风雨寒暑，循毫毛而入膝理，……"。

二是通过冷饮冷食入侵。

三是其他途径入侵，如"阴阳易"等。

仲景的《伤寒论》主要论述的是第一种入侵的途径，即从膝理进入，然后"顺经传变"从而出现的"伤寒一日，太阳受之；二日阳明受之……"的六经传变受邪。在《素问·热论》篇中也有比较详细的论述：

伤寒一日，巨阳受之。故头项强，腰脊如有木在其中。身洒洒淅淅，胛肩重。

伤寒二日，阳明受之。阳明主肉，其脉侠鼻络于目。故身热目痛而鼻干，不得卧也。

伤寒三日，少阳受之。少阳主胆，其脉循胁络于耳。故胸胁痛而耳聋。夫三阳经络皆受其病，而未入于脏者，故可汗（而已）也。

伤寒四日，太阴受之。太阴脉布胃中络于嗌，故腹满而嗌干。

伤寒五日，少阴受之。少阴脉贯肾络（于）肺，系舌本，故口燥舌干而渴。

伤寒六日，厥阴受之。厥阴脉循阴器而络于肝，故烦满而囊缩。

三阴三阳、五脏六腑皆受病，荣卫不行，五脏不通，则死矣。人病伤寒，壮且盛者，其邪不传也。其不两感于寒者，（一作：其不两感于寒，更不传经，不加异气者）（至）七日，巨（一作"太"）阳病衰，头痛少愈。八日，阳明病衰，身热少愈（一作"歇"，一作"谐"）。九日，少阳病衰，耳聋微闻（一作"耳塞微开"）。十日，太阴病衰，时（一作"腹"）减如故，则思饮食。（一作"腹减思食"）十一日，少阴病衰，渴止、不满，舌干，已而嚏。（一作"渴已舌干而嚏。"）十二日，厥阴病衰，囊纵、少腹微下（一作"腹下囊纵"），大气皆去，[病人精神爽慧，（一作"精神复也"）]病日已。虽有盛壮，疾不时治，隐忍痼疾矣。至若十三日不已，寸尺下陷，大危（一作"若过十三日以上不间，尺寸陷者，大危"）。

这是在没有外力（指治疗）干涉的情况下，伤寒在人体大略的"传经"顺序、病变表现、随后的病势衰减情况以及一些意外情况。所以，大家很熟知的"感冒"并不是个小问题，而是很多大病、重病乃至死病的根源。

所以，我们应该要纠正一个错误的观念，就是"大杂病，小感冒"。大家都不把"感冒"当回事儿，但真正理解其中的变化和发展之后就会知道，应该是"大感冒，小杂病"。感冒是"病邪"的敲门砖，是"司命"收割生命的通知单。

上面的《黄帝内经》条文论述的是一般情况下病邪传变的趋势。我们把这种"一日太阳、二日阳明……"按照六经表里顺序逐次传变的情况称为"顺传"。这种"顺传"是病邪入侵的一个常见的形式。所以，仲景在编纂《伤寒论》以及王叔和在整理《伤寒论》的时候，都是按照这种顺传的次序来逐篇编订的。

当然，也有一些其他情况会导致这种传经停止。例如仲景说："伤寒一日，太阳受之。脉若静者，为不传；颇欲吐，若躁烦，脉数急者，此为传也。伤寒二三日，阳明，少阳证不见者，此为不传也。"这种情况就是病邪在入侵之后，由于某些原因导致这种"顺传"不能完成而停止在了某个阶段。

这些情况我们将在后面展开《伤寒论》的时候详细讲解。

下面再来看看常见的第二种入侵形式：寒食冷饮。

这也是一种非常常见的伤寒入侵途径。那些饮食不知节制的人最容易出现这种情况。这种伤寒由于受邪的入侵点不同，往往会跳过"太阳病"的初期阶段而直接出现"阳明病"或"太阴病"的症状，甚至会出现一些反过来再攻击"太阳"的症状。例如常见的腹痛、腹泻、发热、肩背酸痛、骨骼酸痛、肌肉酸痛及身体（肢体）困重等。

后面我们也会逐一展开详细讨论。

第三种入侵途径有些类似于我们今天说的"传染"，是通过"体液"传播的一种。具体情况仲景在《阴阳易》一篇中已经论述过，等学到的时候再详细讨论。

第六篇 看不见的"经层"

《伤寒论》把人体从外到内划分为"六层"，分别是"太阳经层""阳明经层""少阳经层""少阴经层""太阴经层""厥阴经层"，这六个经层之间相互交通、沟通和融合。每个"经层"都是一个小的、相对独立的基础架构，人体就是由这些"经层"共同搭建，共同协作完成的一个大的架构。

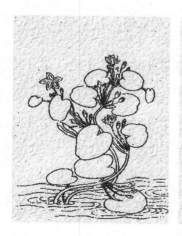
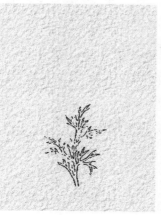
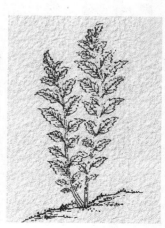

在讨论这个问题之前，我们先看一个概念，"六经辨证"，相信大家都不会陌生。

这个"六经辨证"不知道是什么时候诞生的，经过几百年的流行后成了一个很时髦的词儿，并且堂而皇之地走进了现代中医基础理论的教科书，成了官方中医诊断的基础理论。

所谓的"六经辨证"其实是后世懒人把仲景的"六病"（太阳病、阳明病、少阳病、少阴病、太阴病、厥阴病）简单化为对应"六经病"，然后把这"六经病"中对应的典型方证作为临床诊断、用药的准则而形成的一个概念。

其实，这是一个以讹传讹的玩意儿。仲景只讨论了"六病"，从来没有讨论过什么"六经病"，更没讨论过什么"六经辨证"。就看仲景的"太阳病"篇，我们能说仲景谈的是"太阳经"的病变吗？

当然远远不止。

不说其他的，"太阳病"篇中谈到的"膀胱蓄血症"就是典型的"膀胱腑"的病症。这也是"太阳经病"吗？当然不是。

那么，仲景在"太阳病"篇中都讨论了哪些问题呢？

(1) "腠理"的问题。

(2) "膀胱经"自身的问题。

(3) 膀胱主表——皮毛层的问题。

(4) 部分"皮毛层"下"肌肉层"的问题（这个有些属于"阳明层"）。

(5) 部分"手太阴"的问题。

(6) 部分"肺系"的问题。

(7) 部分"膀胱腑"的问题。

(8) 部分关节、骨骼层的问题。

(9) 部分"少阴"的问题。

……

这些相关的内容，大家都能在仲景的"太阳病"篇中找出来。由于篇幅较大，我们后面详细讨论"太阳病"篇的时候再一一讲解。

也就是说，仲景的"太阳病"讨论的是贯穿身体最表（最外腠理层），通过经络、经层的贯穿，一直向里联系到相关脏腑的一个"大体系"的受邪病变情况。其中涵盖的内容远远大于"太阳经"的病变表现。所以，我们把仲景这个"由经络贯穿人体内外而形成的一个相关的生理、病理架构"称为"经层"。我们也顺便纠正一下所谓的"六经辨证"应该叫作"六层辨证"，这样可能会更准确些。

仲景在《伤寒论》中，把人体从外到内划分为"六层"，分别是"太阳经层""阳明经层""少阳经层""少阴经层""太阴经层""厥阴经层"，我们也常常简称为"××层"。

这六个经层，就像俄罗斯套娃一样，从外到里一层套一层。但是，和套娃的不同之处在于套娃的层与层之间是相对独立的，而伤寒的"六经层"之间却有着彼此之间的贯穿、沟通和融合。以最外的"太阳层"和下面第二层的"阳明层"为例，两者虽然分属两个层，但"太阳层"的一些部分是穿过"阳明层"的，甚至向里穿过各层深入到了脏腑。所以，在这些的"层"与"层"之间只是相对独立，它们彼此之间还是存在贯穿、沟通和融合的。

简单来说，仲景的"某个经层"就是以"某经"为依托，贯穿其从外到内所统辖、分布和影响的区域。所以，每个"经层"都是一个立体的架构。每个"经层"都是一个小的、相对独立的基础架构。人体就是由这些"经层"共同搭建、共同协作完成的一个大的架构。

这个架构，很重要。

后面我们会讲到，仲景的理论架构就是按照它来展开的，仲景能通过一些简单的组方、用药解决很多问题也是利用了这个架构。

太阳经层

太阳经层是最外的、也是延伸最深的一层。

我们在上文阐述了什么是"经层"。接下来，我们就来看看人体的第一个大经层——太阳经层（我们也常简称为"太阳层"）。

所谓的"太阳层"，就是指人体最外、最表的一个大层，包含了毫毛、皮肤、腠理以及一部分肌肉层和筋骨层，再向下连接到手足太阳经，再向里延伸到部分"大肠"统辖的区域，再向里深入连接到肺脏、肾脏等。这一个从最外连接到最里的"架构层"。所以我们说"太阳层"是最外的、也是延伸最深的一层。

"最外的"很好理解，所有肌肤腠理甚至毫毛都是人体浅表层的部分。而对"延伸最深的"理解就需要有更宏观、更微观的眼力了。我在这里先简单说一下：首先，因为太阳经的部位上分布了大量脏腑的腧穴，这使得太阳经可以直接沟通人体的表里内外。它的这个特性我们会在后面的很多疑难杂病、重病危症中进行侧重讲解。其次，这个"太阳层"的部位是涵盖了"皮"这个部分的，《灵枢·本脏》有言："肺合大肠，大肠者，皮其应。"所以，太阳病也涵盖了部分大肠病。"大肠病"可以包括"大肠腑病"和"大肠经病"，也就是说，"太阳层"涵盖的"皮"沟通的是"大肠"，而"大肠"对应的"阳明经"又属于"阳明层"。这里就开始出现了"层"之间所辖部位的重叠。

大家在明白了这个道理之后，就能很好地理解仲景在经文中所说的"脉浮紧者，法当身疼痛，宜以汗解之"了。在民间有很多人形容这种"身疼痛"就像"鬼打的一样，一身上下哪哪儿都不对劲，说不出的一种酸痛。"民间解决这种疼痛常用的方法有两种：第一种是"刺血"。具体操作就是用缝衣针或采血针常规消毒，针刺双手十二井穴，分别出血数滴，然后温覆休息，一般一觉睡醒就能完全恢复。极少数比较严重的则需要两到三次刺血才能完全恢复。第二种方法是 "刮痧"，就是沿着后背 "太阳经" 刮痧。从上到下，一般从 "大柱穴" 刮痧到 "大肠俞" 即可，一般也是一次刮痧即可解决。少数重症需要有几次刮痧才能解决。也有针对这种重症而从 "大柱穴" 一直刮到 "委中穴" 甚至刮到 "跗阳穴" 的刮痧法。

这种 "身疼痛" 其实是一种 "肌肉痛"，当然也有不少症状严重的还可以包含到 "骨节痛"，尤其是两肩关节、肘关节、两髋关节和膝关节等。有些症状严重的甚至还会出现两腕关节、两踝关节痛的情况。这些其实也都是 "太阳病"。上个月遇到两例 "膝关节痛" 的病人求治。切脉，"左右脉浮紧"。未用针灸汤药，直接用刮痧太阳经。一例立愈，一例一次痛减，次日再次刮痧，愈。

这两例关节痛的治疗运用的就是仲景 "太阳病" 的理论，跳出了明清以来形成的治疗关节痛的常规，直走 "病因"，取得速效。我不仅在实战中有效地运用了理论的指导，同时也在实战中验证了仲景的 "太阳病" 即 "太阳层" 的理论。"太阳层" 的相关案例还有很多，表现出来的症状也五花八门，但临症只要抓住一点就行了，切脉。但凡 "脉阴阳俱紧" 的必然有 "太阳层" 的症状。"脉阴阳俱紧" 简单来说就是两手脉寸关尺都表现出 "紧脉"。当然，能表现出 "脉阴阳俱紧" 的基本都是新病或者久病体质尚可，没有出现新的脉象覆盖形成 "两层脉" 的情况。至于在出现 "两层脉" 的情况下如何判断？这些内容涉及较广，将在后面的相关内容中再分别论述。

回过头来再看仲景的这句经文 "脉浮紧者，法当身疼痛，宜以汗解之。" 可见，仲景面对这种情况没有选择刺血也没有选择刮痧，而是选择了 "汗解之"。别小看这三个字，仲景这里不设方，而只用了 "宜以汗解之"，就表现出了其中的灵活性。仲景为什么这里不设方？因为这里 "脉浮紧者，法当身疼痛" 的情况可能会出现在两种情形中。第一种是单纯的

"太阳层"重症，这个直接用"麻黄汤"即可。第二种是病势已经从"太阳层"传入"阳明层"，这是一种很常见的"层"之间的"传经"表现。这时用药就比较灵活了，如果病势"7分在太阳，3分入阳明"，还是可以用"麻黄汤"解决；如果病势"6分在太阳，4分入阳明或者4分在太阳，6分入阳明"等，则可以用"葛根汤"解决。这就需要医生根据病势的发展情况以及病邪所在的部位有针对性地灵活取舍。

严格来说，"葛根汤"并不是简单的"某经方"，而是针对太阳阳明"合病"的一个基础方。同样合病的基础方还有很多，例如"麻黄杏仁甘草石膏汤"，它也是太阳阳明合病的基础方之一。类似的我们会在后面逐一展开详细讨论。

由上述的几个例子不难看出，太阳病并不是简单的"太阳经"的发病，而是指"太阳层"的病变情况。这里只是牵扯出一点"阳明层"相关的内容而已，其中还有更多庞杂的内容，临床上很多常见的疾病都属于这个范畴，比如在"皮"这个方向上，很多如"风疹""风斑""皮肤瘙痒"之类的皮肤病也都在这个范畴。

另外，这个"太阳层"的部位还涵盖了毫毛和腠理。在《灵枢·本脏》中有："……肾合三焦膀胱。三焦膀胱者，腠理毫毛其应。"这也说明腠理毫毛与膀胱有很大关系。至于膀胱与"三焦"关系如何，这是一个很大的课题，我们以后会重点讨论。

现在我们先对比两个版本的经文来看一下。

《灵枢·本脏》	《道传古本》
心合小肠，小肠者，脉其应	言心，以小肠、三焦为应 小肠、三焦者，色脉其应之
肝合胆，胆者，筋其应	言肝以胆为应。胆者，筋节其应之
脾合胃，胃者，肉其应	言脾以胃为应。胃者，肉其应之
肾合三焦膀胱，三焦膀胱者，腠理毫毛其应	言肾以膀胱为应。膀胱者，腠理毫毛其应之

在这两个版本中，有争议的是"三焦"。在《灵枢·本脏》中，"三焦"归在"肾"的"合"中。"合"就是"对应"的意思。而在《道传古本》中，"三焦"和"小肠"都是"心"的对应。这里我们不讨论哪个版本正确，这个需要大量文献和临床试验来印证和论述。这里我们只看这里面的公共项。

得到"膀胱者，腠理毫毛其应"和"膀胱者，腠理毫毛其应之"这两句，它们的文义是统一的，那么我们就来看句相统一的文字。

毫毛和腠理是"太阳层"最外的两个部分。

毫毛，是最外层的哨兵。《素问·玉机真脏论》中说"今风寒客于人，使人毫毛毕直……"，这种"毫毛毕直"的样子就是毫毛在触冒外邪之时的表现，估计很多人都经历过。

触冒外邪轻的可以仅仅表现"毫毛毕直"，如果外邪稍重就会随之出现"皮肤粟起"，也就是"鸡皮疙瘩"。然而，不仅是风寒之气可以"使人毫毛毕直"，很多浊气、异气和阴邪之气也都可能导致这种"毫毛毕直"。

毫毛之后就是"腠理层"。"腠理"是人体非常重要的一个部位，也是非常容易被人忽视的一个部位。尤其是明清之后的中医理论体系基本把"腠理"的功能忽略了大半。

相关的"腠理层"也是人体的一个非常重要的体系，下面我们来详细展开论述。

从最外的"毫毛"到下面的"腠理"，再到下面的"皮肤"再到"皮下"，都是太阳层。此外，太阳层还会深入里层，首先穿过下面的"阳明层"与"太阴层"相连，其次穿过"三焦层"与"少阴层"相连，此外，太阳层还间接与肝胆、肺大肠、心小肠、脾胃、肾膀胱等深层脏腑相连。所以说，"太阳层"是覆盖最广、联通最深的一个层。

"太阳层"的这种特性决定了该层疾病的"变数"也是最大的。所以，《伤寒杂病论》中"太阳病"篇是篇幅最大、涵盖内容最广的。

病在太阳，病邪属性的不同和病人体质的差异都决定了疾病的变化和传变是多方向的，例如病邪可以从"太阳层"正常传经进入"阳明层"，可以跨经传入"少阳层"，还可以直中"太阴层"；可以直中"少阴层"，可以直中"太阴层"，还可以同时出现直中合病和并病等。

综上所述，太阳层是一个非常重要的战略区域，是正邪交锋的必争之地。

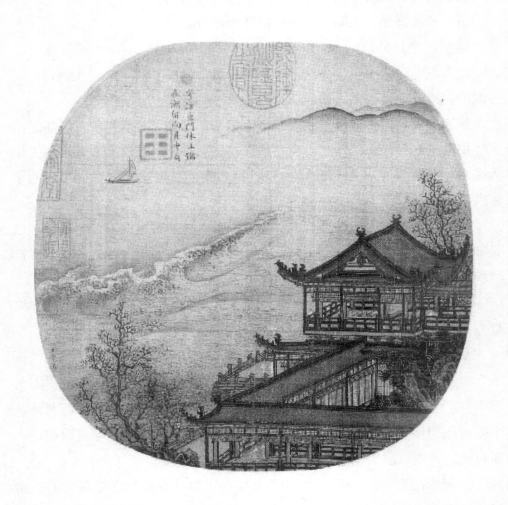

腠理层

"帝曰：余闻上古圣人，论理人形，列别脏腑，端络经脉，会通六合，各从其经，气穴所发，各有处名，溪谷属骨，皆有所起，分部逆从，各有条理，四时阴阳，尽有经纪，外内之应，皆有表里。"

这是说上古圣人对人体的研究和认识十分注重，必须把每个部分都弄得清清楚楚才行。后世的大神就不需如此了，抱着几个经验方，折腾几个花哨的理论出来，就可以有名有利了，可惜就是不敢治病。我指的是治疗自己和自家的妻儿老小。

说到这里，想来是一定会有人跳起来反驳说，你没听说过"医不自医"的吗？

好吧。你赢了。那你可能不知道除了"医不自医"之外，还有两句话。一句是"为人父母，不识医者为不慈；为人子女，不识医者为不孝。"另一句是仲景说的"上以疗君亲之疾。"

这说明什么？"医不自医"不能成为医术不精的借口。不行就是不行，仅此而已。不是能力不行就是心理素质不行。借口都只是掩饰而已。

很多人一提到对人体的认识就会得意洋洋地说自己知道，认为自己解剖学得很好，能像杀猪一样将人体翻过来拆过去，解剖得一清二楚。认为自己解剖基础都懂，而且很精通。

学好解剖就了解人体了吗？

中医的基础，尤其是汉唐以前的中医基础，对人体的研究程度是如今的绝大多数中医医生不敢想象的。对人体没有足够深入的了解还想把中医学好、用好，可能吗？

今天我们就从人体最皮毛的基础开始，来看看我们讨论的东西有哪些是你不知道的。

说到人体的最最最外层的，当然要数"皮毛"了。我们就从这个最外层看起，看看这个皮毛和腠理层。

前面我们提过，"腠理层"是"太阳层"的最外层，但又相对独立于"太阳经层"。腠理层"半虚半实"的特性以及气机生成、循行和交换的复杂性决定了它是"太阳层"的一个最为特殊的存在。

腠理究竟是什么

有些学者认为"腠理是汗孔"，如《中国医学大词典》中"腠理"条中说："肤表之汗孔也。《素问·生气通天论》：腠理以密。"这种观点是比较片面的。

腠理不是"汗孔"，至少不仅仅是"汗孔"。

如果说"毫毛"是体表的"乔木"，"皮肤"是"地表"的话，"腠理"就是"乔木"以下到"地表"以上的"灌木层"。这是一个半虚半实的部分。

腠理是分布在体表的一个半虚半实的部位。它的具体位置在体表毫毛之下皮肤之上。《金匮要略·脏腑经络先后病脉证》中说："腠者，三焦通会元真之处，为血气所注。理者，是皮肤脏腑之文理也。"

腠，是没有实体的部分，是真气在体表交流汇聚的地方；理，是有些实体的部分，是皮肤所显示的质地和文理。这两个层合起来称为"腠理"。腠理是一个"层"，在这个层里可以包括"汗孔"。汗孔的某些表现也可以是皮肤文理的一部分。

腠理层的区间

腠理层最外层的气机是人体大气场的最外层，就像地球的大气层的最外层一样。

简单来说，腠理层的最外层就是人体体表的一层"气态膜"。有些人的腠理层较厚而有些人的较薄；有些人的腠理层很密实而有些人的很粗疏，如此等等，不一而足。

人体的毫毛就处在这一层中。这层膜的下面就是皮肤。在这里，皮肤也是属于"腠理层"的。所以，《黄帝内经》根据腠理的状况，总结出了通过观察腠理来判断其人脏腑的大小、坚脆等方法。例如，《灵枢·本脏篇》有言如下。赤色小理者心小，粗理者心大。白色小理者肺小，粗理者肺大。青色小理者肝小，粗理者肝大。黄色小理者脾小，粗理者脾大。黑色小理者肾小，粗理者肾大。……

五脏都可以反映在腠理的纹理信息中，可见腠理层虽然在人体的最外层，向里却可以和脏腑直接关联。所以，腠理层就是"腠"的气态膜层加上"理"的皮肤脏腑纹理层。这就是《金匮要略·脏腑经络先后病脉证》中所说的"腠者，三焦通会元真之处，为血气所注。理者，是皮肤脏腑之文理也。"

因此，"腠理层"的贯穿范围十分广，从体表的最外层一直深入到了脏腑的最深层。在人体的几个大的层级中，只有"太阳层"有这种类似的表现。而且，这个"腠理层"与"太阳层"确实有着纠缠不清的关系。这个话题我们后面再继续讨论。

回到"腠理层"来。

此外，有些人习惯将皮下某一层定为"腠理"，这个也有一些道理。原本腠理之气就可以进入皮肤并下行深入。这一层里进行着大量的气机运化和精微物质的交换与合成，比如"卫气"就能从腠理出入，循行于经脉之外。

明清以来，很多人都会习惯地认为人体的器官必须是一个"实体"，必须要"有一个东西存在在那里"才踏实。最典型的一个例子就是"三焦"的定位和争执。三焦本来就是一个半虚半实的东西，很多人却偏偏要想办法在体内找一个实物来对应，却不知道这种东西一旦具实也就错了。这里对"腠理"的定义也是同样的道理（类似的还有经络）。

腠理层的作用

腠理是一个半虚半实的东西。腠者，凑也，即靠近皮肤纹理的地方。

腠理层的作用主要表现在两个方面，一是作为人体最外层的防线，一是作为人体消化吸收通道的重要一环。

我们先看看第一类作用——第一道防线。

腠理所在的部位是人体的最外一道防线。这个部位有着来源非常丰富的精气，它们在共同完成组建一个"层"即"腠理气机层"。在这一层里有一个大家最熟悉的也是最活跃的参与者——卫气。这些都会在后面的剖析中逐次展开讨论。

在人体的大气场中，最里层的是"宗气层"，"宗气层"的外层是"中气层"，"中气层"的外层是"三焦层"，"三焦层"的外层就是"腠理层"。每个气层都包含了非常复杂的脏腑生理气机。"宗气层"中包含了部分"心气""部分元气"以及"部分脏腑的精微之气"；"中气层"中包含了部分"卫气""胃气""脾气""肝气""胆气"等等；而"三焦层"包含的更为广阔了，基本上所有脏腑之气都会出现在"三焦脏腑层"，并在这里进行交换、转化和升华。此外，由于脏腑之气都是通过经络与肢体相连，所以在肢体部分也弥散着"三焦层"，故又称之为"三焦肢体层"。而最外层的"腠理层"则包含了"卫气""肺气""肝气""胆气"以及很多"水谷精微之气"等，有些病人还会包含有一些"痰浊之气"。

总体来说，"腠理层"的充盈情况与"三焦层"和"中气层"有着密切关系。人体的脏腑越是充足，相应的"中气层"和"三焦层"也就越是充盈，腠理层也就越是充盈。反之，如果人体脏腑亏损严重，必然会导致其"中气层"和"三焦层"非常薄弱，从而导致腠理层也比较薄弱。当病人的"中气层"和"三焦层"亏损到某个极限的时候，其"腠理层"就会稀薄到近乎为零，同时病人也会表现出严重的畏风、畏寒的症状。

对于一般的研习者而言，要把这些精微的东西看得比较透彻很难。但不要紧，我在这里可以给大家介绍一个小试验——使用巴豆腹泻来观察"腠理气"的回收。

通过亲身试验观察，一般人在使用巴豆导致腹泻的过程中都会有"腠理气"向体内回收的表现，会明显感受到随着脏腑气机的消耗而导致的皮肤之外的"腠理层"气机向体内回收的情况，甚至能进而体验到皮肤、毫毛畏风畏寒的现象，那种即使是别人从旁边走过所带动的气流都会带来明显的"畏寒"感以及皮肤外面少了什么的缺失感。少了什么？就是少了"腠理气"。

用"巴豆"试验这种"腠理气"的回收表现比用"大黄"导致腹泻而出现的反应要更明显一些，基本上一般人只要稍微集中注意力都能观察得到。但是要注意在做这个试验之前，必须要提前掌握相关的毒理、病理、生理、解毒和救急方面的知识，切忌盲目操作，以免出现意外。

下面，我们再来看看"腠理层"在消化吸收通道环节中的作用。

大家都知道的东西，我暂且不谈。我们先来谈谈大家未必知道或者未必重视到的。

腠理还是人体消化吸收途径中的重要一环！

很多人久病体虚，脏腑亏空，但用药调补始终难有起色，其中有不少案例的问题就出在这里——"腠理"环节没有打开，病人的消化吸收能力被严重局限所致。大家先看一段经文，看懂了我们再来讨论。

"食气入胃，散精于肝，淫气于筋。食气入胃，浊气归心，淫精于脉。脉气流经，经气归于肺，肺朝百脉，输精于皮毛。毛脉合精，行气于腑。腑精神明，留于四脏，气归于权衡。权衡以平，气口成寸，以决死生。"——《素问·经脉别论》

从上面的经文中，我们可以看到在正统的中医理论体系中，人体的消化和吸收并不是西医解剖学中从口腔、食道、胃、小肠、大肠、肛门的旅行这么简单。

大家看到腠理在这个消化吸收中所在的位置了吗？在这里——"输精于皮毛"。上面说了，"皮、毛"是两个层。"皮毛"之间还有一个层——"腠理"。"输精于皮"未必过腠理，而"输精于皮毛"则必然过腠理。人体消化后的精微物质被传送到"皮毛"的这个部位，那么，将精微物质传送到这里做什么？

我们来看下句，"毛脉合精，行气于腑"，这里的"毛脉"不是毛细血管，而是指"毛""腠理""皮""脉"这些区域。这些区域干什么？"合精"。"合精"是什么？就是把这些部位获得的精微物质再进行"深加工"，得到更精微、更精纯的不同物质，然后分别输送给"六腑"。大家看到没？在这一系列的"精加工"之中，皮、毛、腠理层正是物质交换、加工的所在地。现在再回头看《金匮要略》中的这句"腠者，三焦通会元真之处，为血气所注。"有没有产生不一样的理解？

一说到"腠理"，大家都会马上想起来"腠理实""腠理不固"等。其实，腠理还有其他很多用处。我们先来看看它的生理功能。还是在上段经文之中，"输精于皮毛"是"常态"下的表现。如果"腠理层"出现了病态，会出现什么样的情况呢？

如果"腠理层"出现了病态，生理功能就无法正常表达，我们看看会出现什么？单位时间内由"肺"输送过来的"精微物质"不能够被100%的运化、合成并送走，就会出现什么？囤积。量化一下，比如当单位时间内，"肺"输送了100个单位的"精微物质"到皮毛腠理，但是却只完成了70个单位的转化和输出，那么就会出现30个单位"精微物质"的囤积。

随后在下一个单位时间内，"肺"又输送了100个单位的精微物质过来，又没能完成，再次出现了囤积。如此，这种囤积在"腠理层"就会越来越多。当这些囤积的"精微物质"一批批积压下来没有得到正常利用，在超过这些批次的"精微物质"的"保质期"之后，原来的"精微物质"就会转变成"废弃物"，甚至进一步变成"败浊物"。这种东西便以一种"败浊""黏腻"的"浊气"状态存在着。病人"腠理层"中越来越多的浊气对生理和病理上的影响就会越来越大。

这种影响主要有三个方向，第一，"腠理层"正常的生理功能受到影响；第二，"腠理层"的运化和转化功能受到影响之后，会进一步导致"肺"向"腠理"传送精微物质的通道也逐渐变得"壅滞"；第三，"腠理层"合成精微物质的不足，必然会导致"行气于腑"的供应不足。

这样又会产生哪些影响？

我们再分开来看。

第一，"腠理层"正常的生理功能受到影响。

这就会导致"腠理层"自身生理功能的障碍，导致出现"防卫能力不足"等情况。此外，"腠理层"也是"卫气"的循行通道，当"腠理层"被壅滞郁积，必然也会导致"卫气"的循行不畅，从而导致"卫气"的壅滞。而"卫气"属"阳"，"卫气"的壅滞，就会导致郁积的"卫气"就会出现"郁热"。

第二，"腠理层"的运化和转化功能受到影响之后，进一步导致"肺"向"腠理"传送精微物质的通道逐渐变得"壅滞"。这就会导致从"腠理层"到"肺向腠理的传输通道"都出现浊气，这些稠密黏腻的浊气甚至会进一步生成"痰饮"。

第三，"腠理层"合成精微物质的不足，必然会导致"行气于腑"的供应不足，从而导致"腑"的亏虚。经文中说"腑精神明，留于四脏"，所以"腑"的亏虚又必然会进一步导致"脏"的亏虚。

分析到这里，大家看出来些东西没？

除了上面各自的生理、病理变化之外，第一条中出现了"郁热"，如果配合第二条中出现的"痰浊"会发生什么？没错，很多皮肤科疾病的病因就在这里，如很多"癣"和疮疡。许多人喜欢把一些皮肤病的病因定义成"血热"，一味地使用清热凉血之物。其实，哪有那么多"血热"？血又哪是那么容易"热"的？真正"血热"难道只有这点症状？不问根本而一味地清热凉血，症状可能也会得以控制，但那只是表象。许多医生一味地清热凉血却不知道在这同时也会折损脏腑真阳。很多病人都会因此出现脏腑"寒凝"的症状，脉象上一派阴寒，为一些肿瘤、癌症等脏腑重病早早打好了基础了。

那么，我们怎样区别呢？从脉。你断定是"血热"就应该用"清热凉血"，这没错。但不要忘了，"血热"不仅有"血热的症状"，更一定有"血热的脉象"。如果用"清热凉血"，病人的脉象恢复到"平脉"，这说明你用对了；如果你把病人的脉象用出"一派阴寒"来，恐怕就要反思了。总之，治病就是"平气"，使其达到"平人"状态，而不是把一个病脉治成另一个病脉。

从第三条中大家可以看到什么？五脏藏精的存储，至少有三个摄取来源，一方面是五脏气血的供应；另一方面是"脾脉者土也，孤脏以灌四旁者也。"即由脾分给大家的精微物质。而第三个方面，就是这个"腠理层"的提供。所以，在有些病人的脏腑始终养不平的时候，你考虑过这些方面没有？

一个小小的腠理，精矣，深矣，微矣。

学者不妨问问自己，我真的认识了人体吗？

好吧，这方面还有更深的东西，暂且不说了。读者有心可自行参悟经典，带入临床，挖掘更深的东西来。否则，不过心，不过行，我就是全盘倒给你，你也永远不能达到我这样的运用和驾驭水平。

下面我们通过两个病例来展示"腠理"层"消化、传递、合成"方面的功能在一些疾病中的表现。

腠理层案例

【案例1】某患，男，47岁，西医临床多年，后转行政工作。病"慢性肠炎"20多年，一吃生冷寒凉、油腻肥厚、辛辣刺激之物就会出现腹泻的情况。历经中西，久治无效。被逼无奈，自己学了几年中医，以求解决疾苦。自己诊断为"脾胃虚弱"，自行使用"补脾益肠丸""归脾丸"等，不仅不效，而且一用就会出现"口腔溃疡""便秘"等上火症状；遂又以为自己阴虚，用"六味地黄丸"等滋阴，一用又会出现腹泻的表现。如此又折腾了几年，不明其理。经人介绍求治，并问为什么会出现这些情况？

本案难度分级：4～4.5级。

"刻诊"如下。

望之，形体消瘦；面色淡白，而且有黧黑的暗沉，其中还透着一些萎黄；额头夹杂些许青黑；口唇暗紫；眼白暗清中带着些阴黄；发质干涩；手掌淡白暗沉，掌前至手指黯黑。

闻之，言语声低；口气较重，两尺外有明显影响；体气浑浊。

问知，有早晨头晕、不清醒的感觉；胃腹饱胀感，食欲不佳；常嗳气，吃饭饮水常觉得吞咽不顺畅，感觉有气在食道顶着；大便黏腻，如厕常常几十分钟，常有不尽感，马桶难冲；自以为"脾胃虚弱"，用"补脾益肠丸"则出现"口腔溃疡、便秘"等上火症状，以为还有阴虚，又用"六味地黄丸"，则会出现腹泻。

切之，两手脉濡弱沉细，右寸不足本位，右关按之脉在两边而指下全无，右尺尤其沉弱；左关沉紧微结。取其两眉间揪痧，三两下即出痧，色暗紫；几分钟之后变成黯黑色。

这个案子貌似很简单。病人自己通过学习一段时间的中医理论，分析出"慢性肠炎"的是"脾胃虚弱"所致。可是，为什么自行使用"补脾益肠丸""归脾丸"等不仅不效，而且一用就会出现"口腔溃疡""便秘"等上火症状呢？

病人自己也是西医执业医师，并且是从临床走向行政，所以不论是其学术能力还是其治疗资源应该都不差，但几十年来却迟迟没能解决自己的疾病，所以病人自己转而学习中医，希望能找出原因并得到救治。可惜，折腾了几年也没有如愿。他自己也不明白为什么会这样，很希望我能帮他解决疑惑。

其实，这就是中医的复杂之处了。中医不是简单的"辨证论治"，很多时候都会出现尽管"辨证"准确了，"论治"却不一定有效。这个病例就十分典型。

这个病例中，病人"辨证"还是准确的，确实有"脾胃虚弱"，可为什么在用"补脾益肠丸"的时候不仅无效，反而会出现"上火"的情况呢？这是因为病人只知其一而不知其二。

首先我们来分析他为什么会上火。注意看四诊中取得的这些信息。

(1) 口气较重。

(2) 胃腹饱胀感，食欲不佳；常嗝气，吃饭饮水常觉得吞咽不顺畅，感觉有气在食道顶着。

(3) 用"补脾益肠丸"则出现"口腔溃疡、便秘"等上火症状。

通过这三点，大家可以看出什么？

可以看出此人中焦壅滞，有胃气上逆的表现。

何以知之？

"口气较重"，至少可以看出两个方面的内涵：其一，胃气上逆；其二，胃中有邪。胃中有郁热而胃气上逆则口气臭；胃中有寒而胃气上逆则口气酸。这里病人的表现并不是"酸腐"的表现，而是胃中有郁热熏蒸所致的口臭之气。这种气比较浊，所以也常导致病人的"体气浑浊"。

再从第二条"胃腹饱胀感，食欲不佳；常嗝气，吃饭饮水常觉得吞咽不顺畅，感觉有气在食道顶着"，这就是明显的"胃气上逆"的表现，而且上逆情况还比较严重。所以可知病人的中焦之气已经壅困得厉害。为什么？如果没有严重的中焦气机壅滞，胃气的上逆是不可能顶得这么厉害的，连"吃饭饮水都会有吞咽困难"。

如此，麻烦就来了。

前面说了，从其他各方面的诊断信息，大家得到的诊断结果是病人"脾胃虚弱"，这是一个明显的"虚性"的疾病，诊断信息也是支持的，如病人"形体消瘦""面色淡白""一吃生冷寒凉油腻肥厚辛辣刺激之物就会出现腹泻"等，这些都是"脾胃虚弱"的表现。而这里分析出来的却是"中焦壅滞严重"，是一个"实性"的疾病。这不是矛盾么？

这不矛盾。只是涉及"标本""虚实"的基础理论而已。

从脾胃的本体来看，病人的脾胃是虚弱的，是"本"。从中焦脾胃的气机壅滞来看，这是壅滞的，是"标"。所以两者并不矛盾，只是"本"虚而"标"实。本虚应该已经可以理解了。看看上面四诊中所得的脉象"右关按之脉在两边而指下全无"，这就是典型的脾虚之脉。那么这个"标实"是怎么导致的呢？是什么导致了脾胃中焦气机的壅滞？

这里有以下几个方面的原因。

首先，脾气以升为用。脾气虚弱就会导致脾气的上升不足。这样，不能够被及时上升到上焦的脾气就会囤积在中焦，这是中焦之气壅滞的原因之一。

其次，脾气的"升"与胃气的"降"在体内是一对脏腑表里之间的气机循行配合。当脾气的"升"不足就必然会影响到胃气的"降"不足，而胃气"降"的不足就必然会导致胃气在中焦会出现囤积，这是中焦之气壅滞的原因之二。

再次，在五脏之中，脾气的"升"与肝气的"升"也是相互影响的。脾气的"升"不足也会导致肝气的"生发"不足，而肝气生发不足就会导致肝气的壅滞，肝气的壅滞也同样是中焦之气壅滞的一个原因。

最后，在脏腑五行生克之中木克土，当脾土之气衰弱的时候，必然会出现"肝木横逆犯脾"的情况，从而导致脾气的再次损伤，更加加重了脾气"升"的不足，也就使中焦气机壅滞更为严重。这个阶段就形成了肝脾之间相克的恶性循环，脾虚，则肝克脾，导致脾更虚，则肝更克脾……如此循环，每况愈下。因此，病人就会出现"右关按之脉在两边而指下全无，左关沉紧微结"的脉象。右关脾胃重按指下全无，这是脾已大伤的表现；左关肝胆脉见沉紧微结，这是肝脉已郁结成势的表现。从这两部脉就可以清楚地感知当前病人肝脾的真实情况。

由上所述可知病人中焦气机壅困的原因所在，这正是中焦脾胃"本虚标实"的症结。

中焦气机壅滞郁积就会生"郁热"。这个道理很简单，"气有余，便是火"。当中焦气机壅滞囤积就必然会郁而化热，所以病人会出现比较严重的口气。病人中焦已经壅滞严重，化生郁热了，再用"补脾益肠丸"来补益脾气，就必然会导致中焦之气更加壅滞，壅滞越多，化热越多，所以病人随后才会出现"口腔溃疡、便秘"等"上火"的症状。出现"上火"的情况并不说明"补脾益肠丸"补错了，而是它只能"补气"却无法"理气"。

需要理什么气？但凡有明显郁积的气都需要疏理。从上面的分析来看，首先需要理脾气。脾气宜升而不宜困，所以这里需要使用升麻、葛根让脾气得以补益的同时得以恢复上升，那么肝气也就可以相应地得以随之再行恢复升发，胃气也会得以恢复通降。这是脏腑之间气机的生理平衡。

但是，由于肝气和胃气壅滞严重，刚开始时，仅仅依赖升脾气还无法让肝气和胃气恢复到常态还是很难的。所以，我们需要有针对地配合使用"柴胡"帮助肝气的生发，同时配合使用"厚朴"通降胃气，还需使用"杏仁"来肃降肺气并通降大肠气。如此一来，中焦壅困的各方气机就能得以逐渐恢复其常态。当中焦气机的循行升降逐渐恢复常态后，上面的理气药就可以逐渐递减而专注于补益脾胃了。此时，即便是进行大量补气也不会再出现所谓"上火"的情况。

这里讨论的是中焦"理气"的情况，我们针对不同脏腑的情况使用了升麻、葛根、柴胡、厚朴、杏仁等来调节诸脏腑的气机。同时我们还讲解了病人自己使用"补脾益肠丸"上火的原因以及化解方法。

讨论完上文中的"标实"，下面我们再来系统地讨论病人"本虚"即"脾胃虚弱"的问题。

首先，我们来看下面这几条四诊信息。

(1) 形体消瘦；面色淡白，淡白而且有黧黑的暗沉，其中还透着一些萎黄。

(2) 言语声低。

(3) 大便黏腻，如厕常常几十分钟，常有不尽感，马桶难冲。

(4) 有早晨头晕、不清醒的感觉。

一般有点中医诊断基础的人都不难从这几条中看出病人有比较明显的"脾胃虚弱"症状。病人其实也就是从这几点来判断自己"脾胃虚弱"的。

"言语声低"，这是典型的中气不足的表现。

"形体消瘦"，在中医基础理论的五脏对应中"脾主肉"，所以"形体消瘦"其实也反映出病人"脾虚"。

"面色淡白，而且有黧黑的暗沉，其中还透着一些萎黄，"这里是五色应五行的东西。望色是中医四诊中很重要的一环，常人肌肤色泽应该"红黄白"三色隐隐，即所谓的"常色"，不管是面色还是手掌颜色都应该是这种明润的融合色。这里病人面色是"淡白中透着萎黄而且还很暗沉"，这是典型的脏腑内伤的一组颜色，在临床很常见。"淡白"是气血不足的表现，"萎黄"除了表示气血不足外还是脾虚的表现。

"大便黏腻，如厕常常几十分钟，常有不尽感，马桶难冲"，这是典型的脾虚有湿的表现。湿性黏腻所以如厕困难、马桶难冲。

"有早晨头晕、不清醒的感觉"，这是因为中焦气虚，肝气生发不足，气机壅困中焦导致的清阳不升、大脑供氧不足，是"虚"的表现。此外，清阳不升则浊阴不降，也会导致头晕、昏沉、记忆力减退等情况，是"实"的表现。所以这里的"头晕、不清醒"是由虚实两个原因共同造成的。

从这几条中确实能看出病人脾胃很虚弱。那么，病人的疾病真的是"脾胃虚弱"所致吗？是也不是。

这是什么意思呢？很简单，这个病例中的确有一部分症状是"脾胃虚弱"的表现。所以可以说病人的很多症状是"脾胃虚弱"所导致的。但现在就下定义，此人的病因就是"脾胃虚弱"则为时尚早。我们现在再看看下面的这些症状和诊断信息。

(1) 用"六味地黄丸"，则会出现腹泻。

(2) 额头夹杂些许青黑；口唇暗紫；眼白暗清中带着些阴黄；手掌淡白暗沉，掌前至手指黧黑。

(3) 面色淡白而且有黧黑的暗沉……额头夹杂些许青黑；口唇暗紫；眼白暗清中带着些阴黄。

(4) 切之，两手脉濡弱沉细，右寸不足本位，右关按之脉在两边而指下全无。

(5) 右尺尤其沉弱。

(6) 取其两眉间揪痧，三两下即出痧，色暗紫；几分钟之后变成黧黑色。

用"六味地黄丸则会出现腹泻"这一点说明了什么？说明病人受不得"六味"的凉性。那又怎样？说明此人"阳不足"，结合上面病人"形体消瘦；面色淡白，淡白而且有黧黑的暗沉，其中还透着一些萎黄""言语声低""右关按之脉在两边而指下全无"等信息可以看出，病人"脾阳不足、脾气虚弱"都较重，这导致脾的自身运化功能严重不足，从而出现了水湿较重、气血不足、形体消瘦、面色淡白等症状。又因为脾阳不足，所以面色中会透着"萎黄"。"眼白暗清中带着些阴黄"也是脾阳不足，阴寒内生的表现。再结合"右尺尤其沉弱"可知病人不仅是"脾阳"不足，他的"肾阳"也不足，病人"脾肾阳虚"的情况就很清楚了。《素问·水热穴论篇》中说："肾者胃之关也"，所以受寒则容易出现腹泻。

"发质干涩"是精血不足的表现，损在肝肾；"手掌淡白"也是病人气血不足的表现；而"手掌暗沉"则是脏腑有内寒的表现。"黧黑的暗沉"色一方面是神不足，一方面是肾的颜色。肾为寒，所以暗沉的颜色同时也反映出了病人的受寒情况。这种黑色可能一方面来自肾脏，一方面来自在太阳的外寒，所以后面才特意用手在病人的"印堂"处揪痧来进一步确定情况。

"面色淡白而且有黧黑的暗沉……额头夹杂些许青黑；口唇暗紫；眼白暗清中带着些阴黄；手掌淡白暗沉，掌前至手指黯黑"这些都是病人有"内寒"的表现，而且内寒还比较重。而病人"额头夹杂些许青黑"，这是肝肾之色，表明有"土不制水"阴寒泛溢的情况。

"切之，两手脉濡弱沉细，右寸不足本位，右关按之脉在两边而指下全无"，这里面"两手脉濡弱"是脏腑虚弱的表现，而脉"沉细"则表明病人脏腑阴寒较重。

这几条信息都指向了病人的一个更深层问题，即阳虚明显，阴寒较重。有阴寒的地方就必然有阳虚。病人不仅有脾阳不足，同时还有肾阳不足、阳明不足、太阳不足等。由于病人的"脾肾阳虚"导致身体的消化吸收之力不足，迁延日久，导致了形体消瘦、脏腑亏损。脾胃二脏虚损则进一步导致饮食稍有不节即会出现腹泻。而长期腹泻又会进一步影响营养的吸收而导致身体的虚损。所以病人患慢性肠炎20多年，由于长期的生化不足，出现如今"形体消瘦""气血不足""脏腑亏损"等症则是必然了。

所以，结合四诊中的其他信息来看，"脾胃虚弱"并不是病人最早出现的病因，也就是说，还有其他因素导致了"脾胃虚弱"，它只是一个"果"而已，并非真正的"原始病因"，它只是"标"而不是"本"。

既然"脾胃虚弱"不是"本"，那么导致病人出现"脾胃虚弱"这个"果"的"因"又是什么呢？按照"治病必求于本"的原则，我们还需要进一步找出这个早期病因来。

"早期原因"从上面可以看出一些隐隐约约的影子来——"阴寒"。

从上面的四诊信息中，我们看到很多脏腑都有"阴寒"的表现，这种表现是很值得追查的。究竟是什么导致了这些"阴寒"？

大家知道，能导致脏腑出现"内寒""阴寒内盛"的，有两种情况最为常见。

第一，阳虚生内寒。也就是说由于病人自身调摄、护理失宜而导致了脏腑真阳亏损，从而导致对应的脏腑出现了"阳虚阴盛"。

第二，由于外感寒邪的入侵导致被入侵脏腑的真阳折损、阴寒内盛。

《素问·调经论》中说："经言阳虚则外寒，阴虚则内热，阳盛则外热，阴盛则内寒"。从这句经文中，我们应该看到不管最早期的"阴寒"是从内生的还是从外生的，到损伤"真阳"的时候，两者会出现必然的互动关联。简单来说就是当脏腑阴寒太盛导致病人脏腑阳虚，又会由于这种阳虚而导致外寒的入侵。

同样道理，当病人最初是由于外寒入侵没能及时清除，那么随着外寒的入侵经络脏腑就会导致外寒所在部位阴寒内盛，从而折损这些部位的阳气。随着病邪的深入、病人身体的衰弱，这两者会进一步出现互为因果的恶性循环。也就是说，内寒越来越重会导致外寒越来越重，而外寒越来越重同时又会导致内寒越来越重，如此往复。

内寒，在上面我们分析过的四诊信息中已经非常明显了。

那么，"外寒"的情况如何呢？

我们既然提出了这个病人可能有外寒的论点，就需要有四诊信息的支持。而这些四诊信息中似乎并没有能支持有"外寒"存在的资料。

我们来看看这条"取其两眉间揪痧，三两下即出痧，色暗紫；几分钟之后变成黯黑色。"这一条大家需要仔细理解一下并在以后的四诊中学会加以运用。大家注意揪痧选取的部位——两眉之间，这是"肺"的部位，在这里揪痧能够起到宣肺的作用，还能通过观察痧的颜色了解很多信息。

首先，这里通常只有在两种情况下会出现"痧"，一是受寒，一是中暑。所以，这里揪痧发紫就可以进一步分析这个是受寒了还是中暑了。怎么分别呢？很简单，从脉象就可以直接分别。受寒脉则"紧"，因为"寒主收引"；中暑脉则多见"濡""数""洪""大"等表现，在不同的症状中，脉的表现是各有不同。所以，结合后面的脉诊，很容易就知道这个病人体内有"积寒"的情况。

其次，我们再来看看"痧痕"的表现，"揪痧，三两下即出痧，色暗紫"表明病人很容易出痧，这可以反映出几个信息：其一，揪几下就出痧，说明受邪部位较浅而受邪程度较重；其二，"几分钟之后变成黯黑色"，这表示受邪程度较重，病势较深。将这两点综合起来就能看出病人受邪比较严重，在其体内从浅到深影响的范围比较大。

这里再补充一下揪痧的基本知识。

印堂揪痧，痧色鲜红表示受邪不重；痧色暗红表示受邪较重；痧色发黑表示受邪很重且受邪时间很长了。

痧痕颜色的变化也可以反映出很多信息。例如揪痧之后，痧色鲜红很快退散表示受邪较轻，人体正气较足。出痧颜色越是紫黑，说明受邪越重，症状越重。

此外，观察退痧的时间和颜色变化也是一个十分重要又简单直观的鉴别依据。一般来说，痧痕退散越快表示状况越轻，常见的有几十分钟也有几个小时。退痧的时间越久表示受邪越深，症状越重。当然，在有些病势之下，出痧颜色很暗，但是痧痕退散却很快，甚至几十分钟痧痕就沉下去了，这种情况多表示受邪较重，病势正盛。

总之，观察痧痕的颜色变化是从红到黑还是从黑到红可以了解病邪的轻重、出入情况。越红越轻，越黑越重。当然，还有些很重的状况反而揪不出痧。这是病邪的深入已经超过了这个部位可以反馈的深度。通过使用一些手段之后，随着病邪的减轻、病势的回头，这个部位才能够再揪出痧来。所以，由本例中病人很容易揪出这种颜色比较深沉的痧痕，而且从"黯紫"快速转变到了"黯黑色"可知病人受邪较深，邪势较重。

也许有些人又会问了，既然有"外寒"，而且还是"受邪较深，邪势较重"的外寒，为什么没有出现《伤寒论》中那种寒邪的典型脉象"紧脉"呢？

原因很简单，在病人早期发病阶段是有"紧脉"的。但是随着疾病的深入和身体的衰弱，这种"紧脉"会被后来出现的症状的脉象所覆盖而形成"两层脉"的情况。看不见并不代表没有。经历得多了之后，大家就会知道，这种被覆盖的"紧脉"会随着治疗的深入和脏腑功能的恢复重新出现。简单来说，就是当通过治疗解决了最后出现的症状所对应的脉象，那么前期被覆盖的脉象就会重新显示出来。

这个道理很简单，例如一个高血压病人出现严重的受寒重感冒的时候所表现出来的脉象就不是他本来"高血压"的脉象，而是这种受寒的"紧脉"。当这个受寒感冒治疗康复之后，这个"紧脉"也会随之消失并重新出现原有的高血压的脉象。当病人本来的高血压脉象消失的时候，病人的"高血压"是不是就康复了呢？显然没有。看不到脉象的表现，有可能仅仅是被新来的脉象覆盖了而已。

当然，不是所有的脉象都是可以覆盖的，有些脉象是可以同时出现的，有些脉象是可以覆盖的。这方面的内容大家可以先自行去体会总结，以后讲"两层脉"的时候我们再来详细讨论。

分析到这里，我们沿着四诊所得的信息一路向疾病最本原的方向推求，不仅梳理了病人的脏腑情况，更尽可能地找出了最原始的病因。不过这里所取得的信息，仍然无法判定病人真正的"第一病因"，即他究竟是先受了"外寒"随后导致了"阳虚"，还是先有"阳虚"而后出现了"阳虚生外寒"。

怎么办？好办。但凡发生过的事情就必然会留下痕迹，只是看你有没有那个能力从纷繁的表象中去找到解决问题的关键。

我们再来看四诊信息中有两个时间节点：47岁以及患"慢性肠炎"20多年。

这个时间节点，能说明什么问题呢？

说明病人在最初发病的时候很年轻。而年轻人的"阴寒内盛"最常见的原因有两个：一个是贪凉，一个是纵欲（包括手淫）。"贪凉"最容易"触冒寒凉"，如贪凉睡冷地、薄衣过冬、湿衣不换以及饮冷、食寒等，多会损伤肺脾。年轻人若是"纵欲"，则多见肝肾损伤。

如此，结合前面的四诊信息再来看看病人损伤的情况和脉象，答案就出来了。

看看这里的脉象，"切之，两手脉濡弱沉细，右寸不足本位，右关按之脉在两边而指下全无，右尺尤其沉弱；左关沉紧微结"。"右寸不足本位"是肺金受损、阳明大肠不足；"右关按之脉在两边而指下全无"是脾土受损，太阴不足；"右尺尤其沉弱"是命门真阳受损，这里受损多见于两种情况，一个是后天损及先天，即从脾阳不足导致肾阳不足；一个是房事手淫过度，导致真阴亏损而从阴损阳。而在下一条中"左关沉紧微结"并没有见到折损过度而表现的严重的肝阴亏损情况，也没有看到肾阴折损过度亏损严重的表现。所以，综合来看基本可以排除病人是由于纵欲过度折损真阳导致从先天真阳不足影响到后天脾土真阳不足的情况。因此我们可以推定病人应该是在十几二十岁的时候太过贪凉，导致外寒内侵折损了脾土真阳，进而导致了之后的一系列症状。

到这里，我们对四诊信息的计算和推理基本完成。

把计算所得的结果再和病人印证，询问病人在十几二十岁的时候有没有出现这种比较严重的贪凉情况？

病人回忆，在其十七八岁的时候从学校参军，在部队的几年里都习惯用冷水洗澡，退伍后就出现了比较严重的肠炎腹泻的情况，折腾至今。

如上所述结合揪痧可知，病人最早的病因就是外寒内侵，从太阳、阳明直接损伤到了手足太阴，进而损伤到了脏腑，常年失治，导致了多经、多脏器受累。至此，这个案子的四诊分析就结束了。

有了完整的四诊证据链就能及时准确地推导出病人的病因和渐次出现的病理变化。在着手治疗处方之前，我们再来系统梳理一下这个案子。

(1) 在这个案子中，病人最早由于长期反复的受寒（常年冬夏都洗冷水澡）导致寒湿入侵太阳、阳明。太阳主表，阳明主肉，这两层是绝大多数外邪入侵的必经之路。

(2) 寒湿从阳明直接传入太阴脾导致了脾阳的衰损。这是很常见的一种外邪折损脾阳的路径。

(3) 当太阳长期反复被寒湿所伤之后，容易出现寒湿之邪从"太阳"

直中"少阴"的情况（太阳少阴为表里）。当"少阴"感受寒湿的时候，就会导致少阴肾阳的衰损（阴盛则阳虚）。而少阴真阳的逐渐损耗又会拖累脾阳（水寒太过，则反侮脾土。此外，先天之阳亏损严重，必然会累及其他后天阳气的亏损），这是从少阴肾脏真阳不足影响脾阳不足的路径。

（4）寒湿之邪从太阳直接传入太阴（包括手足太阴两部分）。这也是常见的外邪直接损伤"脾阳""肺阳"的路径。

在本案之中，同时存在着上述几种情况，而受困、受损最严重的部位在太阴脾土。详见下图所示。

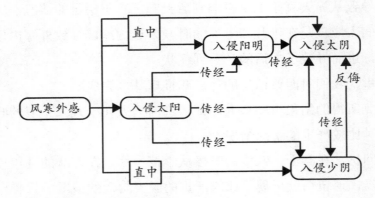

这是外邪入侵损伤脏腑的路线图。

下面我们再看看脏腑之间的五行生克关系被外邪打破之后所导致的"内伤"情况。

随着病势的入侵和疾病的发展，病邪都聚焦于"太阴脾土"的时候，病人的脾阳便会随着病邪的消伐而逐渐衰弱，就会出现脾脏"阴寒内生"的局面。

脾主水湿，随着脾的运化不足（阳不足，则直接导致气不足。这两者都会导致脾的生理功能的下降）会导致水湿的运化逐渐受阻。而这些不能被及时运化代谢的水湿反过来又会形成邪浊，导致"水湿困脾"的局面。这也是"阴寒内生"的一个方面。

随着脾阳的逐渐衰弱，其温煦、生化的能力就会越来越差，从而会导致诸脏阳气的衰弱，甚至会因后天脾阳的不足进一步引起先天肾阳的不足。

外邪入侵少阴也会导致少阴真阳的衰损。

随着先天肾阳的逐渐衰损，诸脏阳气也得不到补充，此时，两者就会逐渐形成一个恶性循环，进一步导致脏腑阳气的衰弱。随着病人脏腑阳虚的不断严重，脏腑自我调控、抗邪及耐受的能力等都会变得越来越弱。所以就会出现病人饮食不节便腹泻的情况。

此外，随着脏腑功能的逐渐衰弱，"脾胃虚弱"的表现就越来越突出，病人必然会出现比较严重的生化不足，如"头发干枯""形体消瘦""脏腑亏虚"等症状都是这方面的反映。而病人既有"头发干枯"的"精"不足的表现，又有"形体消瘦"的"形"不足的表现，这不仅反馈出病人脏腑亏损的程度，同时也把问题的焦点集中到了"太阴脾土"上，这一点在病人"右关按之脉在两边而指下全无"的脉象中也有体现。

这是病人脏腑亏损的情况，是典型的"虚"的表现。

而脏腑在虚弱到一定程度的时候，其自身的五行关系就会被打破，从而会出现一系列脏腑间的病态的生克关系。这个在脉诊中也反映得非常明白。

"右关按之脉在两边而指下全无"，右关对应的是"脾胃"。取脉分浮沉，浮取应阳，胃为阳；沉取应阴，脾为阴。此脉重按指下全无而脉在两边，可知脾气衰微不充。而《素问·玉机真脏论》中说："脾脉者土也，孤脏以灌四旁者也。"正是因为脾为孤脏"以灌四旁"，所以五脏的充盈与否与脾有至关重要的关系。在这个领域中，只有脾恢复健旺，气机生化恢复正常，才能生化足够的气血和精微物质以供他脏。"两手脉濡弱沉细"是气血不足、阴寒内盛的表现；"右寸不足本位"，应脏是右寸肺金严重不足的表现。"金"何以如此不足？土虚。脾土虚弱，土不生金，所以病人会出现胸闷、气短、容易疲劳等症状。应腑是大肠严重不足的表现，大肠不足也会导致病人感受刺激后容易出现腹泻，再加上"上应上"，上部不足本位，则可知病人必有头晕的情况；右寸为阳，可知病人巅顶当有阳气不足的症状，所以病人容易在早晨起床之后的一段时间内还是处在昏沉的状态之中。"左关沉紧微结"是肝气不升，结势犯脾的表现。肝气不升的原因也很简单，五脏之中，肝脾两脏之气是相互协同上升的。脾气不足，上升无力，必然会影响到肝气的生发。肝气不升则困，困则横逆犯脾，困久则郁结。肝气郁结越强，脾土越发受伤，如此就更加导致脾土的虚弱，更容易出现腹泻。

这是通过脉象反馈出来的五脏当前的脏腑关系，这些脉诊的信息都指向了同一个方向——脾土。结合上述分析的"外伤"和"内伤"两个方面，可以看出当前是"外伤伤脾"与"内伤伤脾"并行，脾伤严重，生化无力，所以导致了病人"形不足"（形体消瘦）和"精不足"（头发干枯、脏腑虚损）的情况。

这是病人"虚"的方面。

从上面的内容中，大家看到中医诊断和治疗中"八纲"的内容了吗？

八纲分为四组，即：阴阳、表里、寒热、虚实。其中以"阴阳"为总纲，下面的"表里""寒热""虚实"都是阴阳中的细分内容。

在这个案子中，大家看到"表里"了没？

很多人都习惯性地认为八纲是相对而言的，病人要么是彼要么是此，要么是阴要么是阳，要么是表要么是里，要么是寒要么是热，要么是虚要么是实。其实，这种理解是非常片面的。很多重病、久病之人并不是非此即彼，而是同时存在着这些看似对立的情况。

例如，这个案子中，病人"外感寒湿"即是"表"，"内伤脏腑"即是"里"；体内"阳虚阴盛"即是"寒"，"壅滞郁热"即是"热"；脏腑、气血、形肉、阴阳不足即是"虚"；外邪入客即是"实"、阴寒内盛即是"实"、精微物质运化不足败生痰浊即是"实"、水湿不化水饮停聚即是"实"、气机壅滞即是"实"……在这个病例中，阴阳、表里、寒热、虚实都是同时存在的。所以，大家不要习惯于把八纲简单地拆开运用，认为非此即彼。在很多复杂的病案中，八纲是可以并见的。这种案子就更需要医者具有统御全局的能力。

好，上面我们分析完了病人的四诊、病因、病机、症状等情况，接下来就要着手治疗了。

第一步，整合病人的病机。

所谓的病机，在这里可以划分几个区间：外感方向、内伤方向、邪实方向、正虚方向。不管是"外感方向"还是"邪实方向"，抗邪都必须依赖"正气"（包括卫气、肺气、脾气、胃气、阴气等），这就是战斗。而战斗就是"烧钱"，你有没有足够的资金来完成这次战斗就要看身体的脏腑和正气情况。本案中，病人由于久虚，腹泻二十多年，身体亏损严重。以他目前的身体状况根本不足以支持立刻完成所需的"抗邪"任务。所以，从现阶段来看，寄希望于一鼓作气把病人身体的邪气清扫一空、直接完成"歼灭战"只是一个美好的愿望，就病人的身体而言，心有余而力不足。所以，最符合现阶段实情的就是"持久战"，利用战争来休养生息，再利用恢复的实力发动更大的战争，达到"在战争中壮大自己的目的"。

就这个病例而言，病人最早期的症状应该是大量寒湿反复入侵太阳、阳明、太阴等经络，并经长期反复入侵和破坏导致损伤逐渐从经络扩展到脏腑。也就是说，各种脏腑的不足和损伤的第一病因是"外感寒湿"。寒湿从太阳层的腠理层向太阳层的深层、阳明层、太阴层以及少阴层等入侵，并也通过其所在层的经络向对应的脏腑入侵。

首先，我们来看病邪从"太阳层"向"太阴层"入侵的情况。这种入侵，常常有两种形式：

第一种，逐层入侵，即病邪从"太阳层"入侵"阳明层"，再从"阳明层"循着经络表里入侵"太阴层"，这个是伤寒中"传经"的表现。

第二种，病邪从"太阳层"直接入侵"太阴层"，这个是伤寒中"直中"的表现。

这里可能有很多人不明白为什么会知道"病邪进入了'太阴层'"。

首先，病邪入侵"太阳层"之后，自身就有进一步向里入侵的趋势。这个趋势在内经和伤寒中都论述到了，"伤寒一日，巨阳受之。伤寒二日，阳明受之。伤寒三日，少阳受之。伤寒四日，太阴受之。伤寒五日，少阴受之。伤寒六日，厥阴受之。"所以，病邪向里入侵是必然的。

其次，再看病人的身体症状，这其中有很大一部分都是"脾病"的表现。可知病人的脾脏已经受困严重（详细参看四诊中的信息，前文中已有详细论述）。是谁让脾脏这么衰败？从四诊信息中看，此时有三股势力对"脾"构成威胁：肝克脾；肾水反侮脾土；外邪入侵太阴。其中脏腑之间出现相克、反侮的表现又建立在"脾土衰弱"的基础之上。那么，又是谁导致了最初的"脾土衰弱"呢？是外邪的入侵。

脏腑就像电器，经络就像输电线。当输电线提供的能量出现问题，就必然会对电器的正常功能造成影响。同理，当人体经络中受邪严重，其所能给脏腑提供能量的能力就会减弱，从而导致脏腑自身生理功能的衰弱。而脏腑的衰弱又会导致脏腑抵抗经络之中外邪的能力减弱，从而导致外邪的进一步入侵，进而导致脏腑进一步衰弱，这是一个恶性循环。

分析到这里，大家明白了吗？

目前所面对的主要症结在内则是"脾虚"，在外则是"邪实"。哪个是这个疾病的第一病因呢？是在外的"邪实"。

如此，这个病人发病的脉络就非常明晰了。

首先，这个病人由于长期触冒寒湿（冷水澡）导致"太阳层"受邪，随着病势的发展逐渐影响到了"太阴层"，从而出现了"太阴脾土"的损伤。

其次，随着"太阴脾土"的损伤，病人的气血生化出现不足。这种长期的气血生化不足导致了病人出现了"形体消瘦""脏腑亏虚"等症状。

再次，随着脾土的日渐衰弱，脏腑之间的五行平衡被打破，便出现了脏腑之间的五行生克的倾轧如"肝克脾""水侮土"等。

最后，由于长期的气机混乱，又逐渐演化出了中焦气机壅滞的情况，从而出现与表里、寒热、虚实都有关联的一系列症状。

大家把这些发病的逻辑关系理顺了，后面的治疗也就有章可循了。

前面已经理顺了本病的发展脉络，这个病人的第一病因是反复触冒寒湿，导致经络受邪并逐步入侵脏腑，进而出现了脏腑受累损伤。在这里，脏腑受累损伤，主要表现在两个方面，其一，病邪从"太阳"到"太阴层"的入侵进而导致脾土的损伤。这个不管是从"太阳"入侵"阳明"再入侵"太阴"还是从"太阳"直中"太阴"，导致的结果都是"太阴脾土"受损。其二，病邪从"太阳"传"少阴"方向的入侵。因为少阴肾属水属寒，所以入侵的寒湿之气中的寒气对于少阴之气来说是同气。寒气入侵少阴，对于少阴来说是"补"。所以，随着寒气的入侵少阴，少阴阴寒气日盛，这就导致了两个方面的变化：一是自身"阴盛克阳"导致肾阳不足；二是肾水阴寒太过导致肾水反侮脾土，从而导致"土湿太过"。不管是前一种的"肾阳不足"还是后一种的"反侮脾土"都会对脾土之阳造成很大的影响。而脾土之阳受损则进一步加剧了脾土生理功能的衰弱。这是另外一个恶性循环。这两者的损伤到最后都会对"太阴脾土"造成严重影响。所以，救脾就成了当前的重中之重。

救脾的意义在哪里？

首先，在此人的五脏中脾土是损伤最严重的，其脉象已经呈现出"重按指下全无，脉在两边"的情况。所以，从脏腑平衡来说，脾脏衰惫如此，急当先救。

其次，脾为生化之源。只有脾的生理功能得以恢复才能恢复身体的气血生成，为下一步的抗邪累积实力。

再次，脾土还有供养其他四脏精微的义务。所以脾脏强壮了才能带动身体诸个脏腑恢复充盈。

最后，截断脾脏的受邪也是从脏腑反攻经络的驱逐战，能把盘踞在脾土的外邪通过"传经"中的"逆传"逐步向外驱逐，最后达到深层病邪也从太阳而解的战略目的。

从上面我们也看到了，病人的问题重点就在于这"两脏四经"的受邪，即"太阳""阳明""太阴""少阴"四条经络受邪以及脾土和肾水受损，这样我们就可以针对上述情况来组方了。

少阴经受寒湿可以使用"麻黄附子细辛汤"加生白术，使邪从"少阴"逆透"太阳"然后从表解。组方：麻黄、制附子、细辛、生白术。

病邪从"太阳"到"太阴"层的入侵，不管当初是直中"太阴"还是从"阳明"传经入"太阴"，到太阴脾湿困重之时必然会兼有"阳明层"的症状。为什么？道理很简单。这里又要梳理一个基础理论——"脾主肉"与"阳明主肉"。它们之间有什么关系呢？"阳明受邪"可以通过这层关系导致"脾土受邪"。同样，当"脾土受邪"一样可以反过来导致"阳明受邪"。所以，不管最初外邪入侵的时候有没有从"阳明层"走，当病邪发展到今天的状态，"阳明"也必然会受邪。所以，"太阳""阳明""太阴"层有邪可以使用"太阴层"的"理中汤"方义（或"附子理中汤"方义）加上"葛根汤"方义配合使用，从而解除"太阴""阳明""太阳"层的外邪并补益脾土。

葛根汤：麻黄、葛根、桂枝、芍药、生姜、炙甘草、大枣。

理中汤：生白术、炙甘草、干姜、人参，加制附子、茯苓。

这里可以合并组方即麻黄、制附子、细辛、生白术、茯苓、干姜、人参、葛根、桂枝、芍药、生姜、炙甘草、大枣。

需要注意的是，在合并这三组组方的时候，其中有几个重复药物的用量需要严格把握，如麻黄在"麻黄附子细辛汤"中有使用，在"葛根汤"中也有使用，在组合成合方的时候，"麻黄"的用量其实是需要同时支持两个组方方义的使用，所以它的用量是需要得以保证的。同理还有"制附子"，它一方面需要在"麻黄附子细辛汤"中温肾逐邪，一方面在"附子理中汤"中需要温补脾阳、温化水湿，所以在合方之后"制附子"的用量也要保证满足这两方面需求。这个我们将在后面的"用量"部分详细讨论。

在这里再插一句题外话：明清以后的组方理论与汉唐中医理论有很明显的不同。

明清以后的用药在这种"脾土严重不足"的情况下，经常会使用一些滋补的药物，如使用大量的党参（或人参）、黄芪和山药等来补益脾气，常用的组方如六君子汤、补中益气汤等。而汉唐中医理论中，这种情况下通常使用生白术、炙甘草、干姜和人参等来补益脾土，主打方是理中汤。

同样是补脾土，一个是以人参、黄芪为补，一个是以白术、干姜为补。两者的君臣佐使完全不同，两者的立意也大不一样。明清之学已经更走表象了，而汉唐之学才是更走根本，更注重气机和气化。

组方完成之后，我们就需要精细地计算组方中每一味药的用量。不要小看了这个"用量"的问题，一个完美的组方如果不配上精当的用量也很难达到预期效果。很多人在临症治疗中往往把辨证和组方都搞得不错，就是用量上出了问题，导致效果不佳甚至没有效果。医生常常会以为是"辨证方向"错了，甚至以为是从八纲处的认定就错了，从而盲目更改方向，认为"用寒不效就应该用热"等等，从根本上否定了前面的诊断和分析。其实在大多数情况下，导致不效的原因往往是"用药的分量"而非诊断方向的问题。

用量，是需要精密计算的。首先，计算病人当前的脏腑存余情况。其次，计算受损脏腑的程度。再次，计算病邪的程度。再次，计算抗邪所需的消耗。再次，计算脏腑的支撑极限。再次，计算需要多少外力（药力）的填充。再次，计算病邪的消散与身体转归的变化。……这些计算都能够对组方中诸药的用量构成影响。

在这个病例中，病人由于长期几十年的肠炎、腹泻，导致其运化和吸收能力都较弱，其脏腑情况存储基本都远低于正常值的下限"60分"，除了脾土，其他四脏基本都只在"45分"左右，而脾土更是严重到只有"35分"。

这种百分制的计分，是个人依据四诊给病人量化脏腑、量化病邪等程度的一个方法。总体来说，常人（不修炼的人）身体的正常值上限基本在"78分"以下，极少数先天禀赋充盈的人能够达到"80分"；身体的正常值的下限都是"60分"。当病人脏腑存储能力靠近"60分"的时候，病人就越靠近健康的下限。当这个分值突破"60分"的时候就定义为病态，提示病人的脏腑亏损已经比较严重了。而病态的下限在"25分"，当病人的脏腑存储靠近"25分"的时候，基本就到了脏腑亏空严重，将要衰竭的时候了。一般低于"25分"的病人衰减到"0分"是一个很快的过程，这种局面往往见于危重病人和癌症晚期病人。这种时候的脏腑衰退呈加速状态，短短几十天甚至几天就能衰竭一空。这个时候想做脏腑挽救是一件非常困难的事情，即便运用最周密的计算、最严谨的防守以及最大程度的调补，也得看老天的意思，基本是九死一生的局面。

注意：这个分值是因人而异的，不同人的禀赋不同，其"60分"的分值内涵也是不相同的。比如一个身体充盈者的"60分"与一个先天虚弱者的"60分"所代表的脏腑存储是不等的。同样是"60分"，前者的脏腑存储比后者还是要充盈很多。就像10 000的60%与1000的60%，其内涵是不相同的。

这个脏腑分值的划分有什么意义呢？

其意义就在于可以精细量化病人的"家底"，这是"知己"的一个重要部分。这么点"家底"亏欠了多少？能够发动一场多大规模的战争抗邪？我们对这些必须做到心中有数。

例如这个病人，上面已经讨论了，在组方的时候用了两个组方的合方，而其中"麻黄附子细辛汤"和"葛根汤"中都使用了"麻黄"。但"麻黄"对正气的消耗是十分恐怖的。如果是一般身体比较壮实、患病时间比较短、脏腑还很充盈的人，完全能够支撑一次大规模的反击战，可以一鼓作气地把这些经络中的病邪驱逐出去，我们就可以把这些"攻邪"的药力提高到战斗的"所需量"去。例如需要800个单位战斗力的"麻黄"就给800个单位的"麻黄"，反正身体能承受住这个800个单位战斗力麻黄的消耗，那就可以做到"一剂知、二剂已。"直接驱邪荡寇、横扫千军如卷席。这是最理想的状态。

但是，像本例这种久病、久虚的身体，他的脏腑分值都非常低，能够提供抗邪的力量非常有限。就疾病而言，现在的病邪邪势需要800个单位战斗力的"麻黄"去抗邪才能扫荡干净，而这个时候，病人的身体最多只能勉强承受300个单位战斗力的"麻黄"的消耗，远远不够这场战争所需求的量，这里就潜藏了很大的变数。

如果不顾病人身体脏腑的承受能力而盲目使用800个单位的"麻黄"来发动战争，结果必然是"邪气只清理到一半的时候，正气已经削伐一空"。这将是一个灾难性的结果。结果之一，脏腑存储、脏腑气机严重衰竭，走向死亡。结果之二，侥幸不死，但由于身体正气的极度消耗，身体脏腑的防御能力就会"低到极致"。这样的身体状况对剩余的病邪来说，基本就是"不设防"的。那么病邪就会乘势反扑入侵，从而深入各个经络脏腑，导致身体的全线沦陷。这种局面基本上没有任何康复的希望，只能苟延残喘然后等待消耗至死。

我们从上面的分析可知这时候由于脏腑承受能力的局限，"速战速决"是不可能的。那么就只有"论持久战"了。利用战争抗邪，收复失地，发动生产，进而强大军力，再战，再收复失地……这是一个逐步扩大实力、扩大解放区的战争模式，它依赖于"以战养战"的战略思想，在战争中强大自己，等到自身实力足以发动一次大规模战争，可以一鼓作气完全驱逐病邪的时候，再发动雷霆一击，一举全面收复失地。没有外邪了再从从容容地调养脏腑、休养生息，进而达到身体的完全康复。这就是当前针对这个病例的全局计划。在这个计划的实施中，又存在着几种可能性，而且各有优劣，需要根据医者的掌控和驾驭能力来选择实施。

(1) 固守根据地，埋头发展实力。

(2) 利用手中现有资源，发动一次尽可能大的战争以夺取最大程度上的战略利益，然后埋头固守，发展实力。

(3) 利用手中现有资源，发动一次尽可能大的战争以夺取最大程度上的战略利益。然后一边经营解放区，发展壮大实力，一方面再用这些发展壮大起来的实力发动小规模的解放战争，逐渐蚕食敌占区，在战争中发展实力。

这三种方式各有利弊。第一种情况相对来说最为稳妥。优点是比较适宜于一般的战斗指挥员选择（一般医生可以使用）。缺点是实力发展有限，身体恢复有限，而且做不到痊愈。第二种情况相对第一种计算更为复杂，但是可以获得的利益比第一种要大很多。缺点是能驾驭这种计算的指挥员相对要少很多。第三种方式是利益最大化的一种方式。优点是用时最短，恢复最快。缺点是计算更多，驾驭更难。

我个人喜欢第三种方式。为什么不用第一种方式？这样不是更稳妥吗？第一种虽然更稳妥，但也是最没有出路的一种方式。为什么这样说？前面说过，身体正气的充盈程度主要是依赖于脏腑的充盈程度。也就是说，脏腑越是充盈，人体的正气也越是充盈；脏腑越是衰弱，人体的正气也就随之越衰弱。所以，衡量一个人正气的充盈程度最重要指标就是五脏和六腑的充盈程度。而这些都是可以在四诊中得以精确量化的。量化这个有非常重要的战略意义，这种"盘家底"就是"知己"的一个重要体现。

从前面的讨论中，我们看到了"内伤"也看到了"外感"，并且在进一步战前分析中，把战略重点又从"外感"转移到了"内伤"这里。通过分析前面四诊所得的信息，我们可以知道病人的脏腑亏虚严重，也就是说病人现在的正气还远远不足支撑这场"攻邪"的战役。那么，怎么办？养正。尽可能地把脏腑养起来，把正气养起来。这是当前的重要任务。

脏腑怎样养？这个需要分开来看。养脏和养腑是不同的。

先看养脏。养脏，有三种方法：第一，身体气血精微的供养；第二，脾为四脏额外供养，即《素问·玉机真脏论》中说："脾脉者土也，孤脏以灌四旁者也"；第三，饮食生化，从皮毛腠理合成的供养，即《素问·经脉别论》中说的："食气入胃，散精于肝，淫气于筋。食气入胃，浊气归心，淫精于脉。脉气流经，经气归于肺，肺朝百脉，输精于皮毛。毛脉合精，行气于腑。腑精神明，留于四脏，气归于权衡。"

通过这三点，大家可以看出什么来？首先，"身体气血精微的供养"，跟什么有关？"脾"。脾为气血生化之源；脾主中气；脾统血。其次，"脾为四脏额外供养"；再结合四诊中相关"脾胃虚弱"的一些信息不难看出，对于这个病人，"救脾"是第一位的。

为什么？健脾可以扶中气，为后续的战争提供必要的力量储备；健脾可以生肺气、卫气，为现阶段的"持久战"提供必要的战斗力；健脾可以恢复身体的生机运化，保证有充足的气血生成；健脾可以运化水湿，从身体内部清理囤积的垃圾，并且能够启动废物的再利用（水津的运化等）；健脾可以为其他四脏提供物资支援，为其他脏腑的藏精提供必要的物资……所以，从现阶段来看，只有脾脏得以恢复，让生化功能得以慢慢启动恢复，病人的脏腑才能得到补充。只有病人的脾脏得以恢复才能有更多的正气、阳气、阴气来抗邪。这是通过"养脏"的一二两点所推导出来的结果——健脾第一。

这是我们通过全局推演得出的第一步结论。那么，健脾有没有用呢？是否吻合前面四诊所取得的信息？对病人的症状和色、脉有没有改善？

这就像"证明题"的验证一样，我们把结果代进问题中反过来再加以验证，看看是否吻合。

从上面的四诊信息可以看出病人体内的脏腑平衡在多脏器之间已经被打破。例如诸脏皆弱，脾脏尤其弱，以至脾土灌溉四旁无力而出现多脏器的虚损；肝脾不和；土不制水，肾寒泛溢，导致诸脏真阳受损。大家注意，这几条的脏腑不和都与一个脏有关——脾。

所以，扶土是平衡脏腑的一个关键点。

当前的战略重点就是"健脾"，前面我们已经根据四诊信息分析完成了组方即麻黄、制附子、细辛、生白术、茯苓、干姜、人参、葛根、桂枝、芍药、生姜、炙甘草、大枣。

那么，要在这个方子中完成不同的战略意图，应该怎样操作呢？

下面我们就来看看，怎样就利用这一个组方完成不同阶段的战略思想。

既定的战略思想是什么？第一步，利用手中现有资源发动一次尽可能大的战争，以夺取最大程度上的战略利益。第二步，一边经营解放区、发展壮大实力，一方面用这些发展壮大起来的实力再发动小规模的解放战争，逐渐蚕食敌占区，在战争中发展实力。第三步，当身体恢复到一定程度基本能承受后续清扫外邪的时候，再发动攻击以彻底扫除外邪。第四步，调养脏腑，恢复平脉。

战略意图很明显，第一步需要利用病人现有的一点实力打一仗，尽可能扩大解放区。这个时候，攻击是主导，其他都是配合"攻击"的。在这个组方中，具有"攻击"能力的战斗部有哪些？麻黄、细辛、制附子、葛根。所以这个组方的君药是"麻黄""葛根"，臣药是"附子""干姜""细辛"，其他都是佐使药。

前面说了，此时病人只能最大承受300个单位战斗力的"麻黄"的消耗，那么就只用250个单位战斗力的"麻黄"，用量是25g。

葛根，没有那么大的消耗，这里用来开阳明和太阳，为太阴之邪消散提供去路，使用40g。

制附子，不仅需要温散少阴寒邪，还要配合"干姜"温补脾阳、温阳化水，同时配合"干姜"和"生白术"驱逐太阴之邪使之外出，所以用量也比较大，50g。

干姜，温阳补土，15g。因为附子用量已经辅助了干姜的温散，所以干姜如果使用过多，容易导致中焦燥热，反而伤土。只要中阳朗照，中焦生机自然就会开始恢复。

细辛，温散少阴寒水，同时温通诸经络，9g。

生白术，温土补中，同时配合"人参"给"麻黄"的消耗提供补给，50g。

茯苓，健脾、化湿、利水，7g，此时，茯苓的用量要谨慎，因为病人脾肾久虚，必然会存在"阴虚"，使用茯苓虽然能健脾利湿，但多了也会损伤"真阴"，所以开始不宜过多。

桂枝，在这里有三方面的作用，其一，配合麻黄一攻一守，解决太阳和腠理；其二，提升肝气，配合后面加入的"升麻"调动中焦之气，打破中焦气机壅滞的情况；其三，配合"芍药、姜枣"调和营卫，用量9g。

人参，配合"生白术"健脾补中，为前面的战斗部提供能量，12g。

芍药，收敛肝阴，疏理肝气，渐缓"肝木克土"的压力，6g。

姜、枣、甘草大家比较熟悉，有调补营卫、温阳补中的能力，适量即可。

到这里，这个战略意图的第一步组方、用量，基本完成，但要注意一个问题：这里大量使用了很多温燥的药物，如果不加以干涉，势必会加重病人原有的中焦气机壅滞"郁热"的情况。所以，在这个组方中还需要计算到中焦"郁热"的问题。这个问题在最初的时候就已经分析过了，不必使用清热之药，只要把中焦气机重新梳理、打开，这种"郁热"就会自然消除。用药在前面也已经总结过了，直接带过来合并优化即可，即于上方中加入升麻、葛根、柴胡、厚朴、杏仁。合并得麻黄、制附子、细辛、生白术、茯苓、干姜、人参、葛根、桂枝、芍药、升麻、柴胡、厚朴、杏仁、生姜、炙甘草、大枣。

升麻，升提中焦之气。此时中焦还有人参、生白术、甘草、大枣的补气，所以需要加大原有的"升麻"用量，一方面为上焦提供中气以供麻黄消耗，一方面配合柴胡、葛根、桂枝升提中焦之气，用量15g。

柴胡，配合桂枝升提和疏散肝气。一方面配合麻黄从少阳疏散病邪，一方面消解中焦壅滞并配合"厚朴、杏仁"疏理中焦、上焦之气，用量9g。

厚朴，配合中焦升提诸药，向下稍微引导上焦、中焦和下焦气机，使得肺气、胃气、大肠气得以通降从而消解中焦的气机壅滞的问题，用量9g。

杏仁，配合面较广，一方面配合"麻黄"宣解腠理，一方面配合"厚朴"肃降肺气，一方面还能通降大肠气并润肠，如果需要可加入一点点生大黄（3g）通降大便，从而配合升、柴、桂、葛等升药顺降气机，达到一升一降的效果，恢复三焦气机循行，用量7g。

如此，第一阶段组方配量就完成了。用药2剂，完成第一步"攻邪，扩大解放区"的战略意图。

当时病人一看这么多温燥药就很担心会"上火"，说："原本只是稍微温补就会上火，一个月都要搞好几次，每次都会出现几个蛮大的口腔溃疡，特别疼。一旦溃疡，往往需要一周到十余天才能恢复。现在用这么多热性药，岂不是要出现'口腔溃烂'了？"

病人的担心也是可以理解的。于是我把前面病人自行使用"补脾益肠丸"出现溃疡的原因详细讲给他听，并告诉他这个组方的道理以及能够不上火的原因，病人遂同意用药。

病人用药次日，大便溏泄多水。这是脾土苏醒，排泄寒湿的表现。这种情况与腹泻最明显的不同之处在于这种排泄即便也是一天排泄四五次也没有腹泻四五次出现的那种疲劳无力感，排泄后反而会有身体轻健的感觉。病人没有出现"上火"。

两日后复诊，口气减轻很多，脉象稍微有些起意。左关略沉紧，原本"微微有结"的表现消散。

经过第一步的战役，虽然配有大剂量的补中益气药物，两天的用药也基本把病人所能支配的脏腑能量消耗到了安全下限附近。此时也如期扩大了解放区，"四经二脏"之中的外邪也减轻很多，病人的整体表现都与当前的计算吻合。

后续就到了战略的第二步阶段，一方面经营解放区、发展壮大实力，一方面用这些发展壮大起来的实力再发动小规模的解放战争，逐渐蚕食敌占区，在战争中发展实力。

在战略的第二步，抗邪就退居其次了，只要维持病邪被约束在当前位置不随意入侵就够了，当前的重点则是抓生产，保障脏腑的补充。

上方加减：生白术30g，茯苓15g，干姜15g，人参12g，制附子15g，细辛5g，山茱萸9g，葛根15g，麻黄3～9g，柴胡6g，厚朴7g。7剂复诊。

从组方用药中可以看出，现在的君药是"生白术"，而"麻黄"已变成了佐使药。这里麻黄的用量非常灵活，3～9g不等。这是什么意思呢？当麻黄只是用3～5g的时候，它的主要作用是"理气"，就像"厚朴"一样，仅仅是为了保证肺气在腠理上有足够的宣发力量而已，只是梳理肺气的宣发，与发散解表没有任何关系。当条件成熟时则可以把"麻黄"用到9g左右，目的是发动小规模的攻邪解表，为驱散外邪服务。

其他用药方义基本变化不大。

这里引入"山茱萸"有两方面的考虑，其一，在这个方子所处的局势下基本都是一派温补药而没有加入养阴的成分。虽然病人长期摄入不足必有阴虚，这里重点还是依赖"阳中求阴"的补阴策略，此时稍微加些"山茱萸"养阴只是一点意思；其二，是利用山茱萸来辅助脏腑的贮藏，重点在于养脏。而养脏的程度也可以完全从脉象上反馈出来。

到第三、四周的时候，可以逐渐加入一些滋养肝肾的养阴之药，如熟地、制黄精等。

第三步，当身体恢复到一定程度基本能承受后续清扫外邪的时候再发动攻击，以彻底扫除外邪。

这个阶段是一个奇妙的阶段，在这个阶段里，病人的身体、疾病会出现明显的转折点。大家在临床上应该仔细观察、发现并把握这个时机，利用这个时机让疾病彻底从阴转阳然后从里透表，最后从表而解。

如上调养月余之后，病人开始有"上火"的表现，大便黏腻，咳嗽、咳痰较多。诸脉恢复到"55分"左右时，左手三部脉开始出现明显的"紧脉"，这就是"阴寒外散"的表现，病邪在消退、阴寒在解散。右手三部还没有出现"紧脉"，这表示病邪还在三阴（注意：这里所谓的"还在三阴"，并不是说三阳就没有病邪，而是说病邪的前锋还在三阴）。

这些信息都表示，病人快要恢复了。这个时候的脉象可以完全反馈出脏腑恢复的程度，"55分"离及格分值"60分"已经不远了。而此时左手三阴脉开始出现"紧脉"（或浮紧脉）表示身体已经能够自我抗邪并把余邪尽力向外透转了。此时还可以使用上方，但是侧重点应转移到"细辛、麻黄、葛根"上。

此时，适当重用"细辛、麻黄、葛根"能够把在三阴的病邪向三阳透提。我称这种操作为"打扫卫生"，是可以把三阴深层的病邪清扫出来，赶到三阳层去的。这个时候，脉象是观察身体、脏腑及病邪形式的关键。从大趋势上说，病人左手出现的"紧脉"，会随着上面的用药，逐渐开始向右手转移，而右手开始逐渐出现"紧脉"，左手的"紧脉"也会随之慢慢消失，变成"弱脉"。这种转移，我戏称其为"乾坤大挪移"。

这里要注意的是，从左手开始出现"紧脉"一直到左手"紧脉"消失的这个阶段是不可以使用比较强烈的解表药的。这个时候，需要小火慢炖地把三阴病邪一点点透出来转到三阳去。在病邪全部进入三阳之后就可以全力向外宣发解表，使病邪从阳明和太阳宣发出去。当所有外邪都被宣发清理出去之后，病人的右手"紧脉"就会随之而消失。

所以，总体而言，当疾病的发展过程中开始出现这种"紧脉"的时候，不管是在左手还是在右手，都直接反映出病邪的邪势，即病邪越强，"紧脉"也就相应越强。当病邪消散衰减的时候，"紧脉"也会随之减弱甚至消失。这种"紧脉"（或浮紧脉）一般会有几种常见的出现情况，一种是这里所见的从左手开始出现，然后随着用药逐渐转移到右手，这期间也可能会见到两手皆有"紧脉"的情况；另一种是两手同时出现"紧脉"的情况，两手"紧脉"强弱可能会有不同，这个表现即可反映出阴阳受邪的轻重不同。

其实，根据我的临床观察，这种"紧脉"还有更细致的表现。例如最先从左手"尺部"开始出现，最先从左手"关部"开始出现等，然后再随着用药慢慢从三部都开始浮起。总之，"紧脉"所在的部位即是"寒邪"所在的部位，最先透出的部位即是病邪最先开始从阴转阳的部位。大家结合三部所对应的脏腑关系就可以很直观的探查出来。

当"紧脉"出现的时候，用药的调整也很简单，例如：①当左尺最先出现"紧脉"的时候，可以适当重用一下麻黄、细辛和制附子，即从少阴转透。②当左关最先出现"紧脉"的时候，可以适当重用一下桂枝和柴胡，即从少阳转透。③当左寸开始出现"紧脉"的时候，可以适当重用一下桂枝、细辛和麻黄，也是从少阴转透。④当右尺出现"紧脉"的时候，可以使用制附子和麻黄，从少阴外透。⑤当右关出现"紧脉"的时候，可以使用干姜和葛根，从太阴、阳明外透。⑥当右寸出现"紧脉"的时候，可以使用麻黄和细辛，直接从太阳外透。⑦当左手三部都出现"紧脉"的时候，直接可以使用麻黄、附子和细辛，从少阴转透，利用的就是少阴太阳相表里的逆传。⑧当右手三部都出现"紧脉"的时候，可以直接使用麻黄、葛根和附子，直接走阳明、太阳外透，只有很少数会遇到必须使用"柴胡"的情况，大多数直接使用麻黄宣透十二经的能力就够用了。

上述这些都是对伤寒"传经"理论的逆向运用，即利用"逆传"来达到透邪外出的目的。

在这个案例中，从左手三部开始出现"紧脉"到病邪逆传外解，这个阶段可以大体分为两个部分，第一个部分就是从三阴搜提到左手"紧脉"消除这个阶段；第二部分就是右手三阳"紧脉"消除阶段。而这两个阶段一样可以使用前面的组方，通过调整不同药味的用量来达到不同的运用效果。

在第一个阶段中，用药需要温和如小火慢炖。病人原计划中调养脏腑的内容不变，只是稍微加大一点麻黄、附子、细辛的用量，达到透邪外出的目的即可。此时组方用量如下。

生白术30g，茯苓9g，干姜9g，制附子15g，细辛9g，山茱萸5g，葛根18g，麻黄9g，熟地黄9g。随脉加减。

用药两周左右，左手"紧脉"都逐渐转入右手三部，左手脉变得比较干净、濡弱，这是脏腑三阴不足的本来面目。

随着左手"紧脉"开始逐渐向右手转入到完全转入右手，则应逐渐加大麻黄和葛根的用量以宣发阳明、太阳。组方用量如下。

生白术30g，干姜7g，人参12g，制附子9g，细辛9g，葛根18g，麻黄12g。取微汗。

用药10d左右，右手"紧脉"逐渐消散干净，也表现出略微濡弱的脉象。

至此，抗邪之战完成。

转入第四步，调养脏腑，恢复平脉。

第四步比较简单，只是使用了"人参归脾丸"说明书倍量加上"左归丸"说明书半量，两者结合，长期使用，直到开始有大便"干结"和"上火"的症状时递减"人参归脾丸"到半量，加"左归丸"到常量甚至是倍量。每月过来查脉一次。

调摄半年余，脉阴阳平和，脏腑充盈，肤色、发质明显润泽。

本案治疗结束。

这个病案中，基本只使用了一个组方加减，但在不同阶段通过调整不同药味的用量来达到了所需的战略目的。这就需要医生对病人身体的生理情况、病理情况、组方情况和药物情况比较了解才能达到这种"以简驭繁"的效果。总而言之，还是那句话，对基础理论的理解程度决定了医者能力。

这里，大家需要再返回来看一个问题：脏腑的滋养与哪些因素有关？

其实，我们已经在前面分析过了。养脏有三种方法：第一，身体气血精微的供养；第二，脾为四脏额外供养，即《素问·玉机真脏论》中说："脾脉者土也，孤脏以灌四旁者也"；第三，饮食生化，从皮毛腠理合成的供养，即《素问·经脉别论》中说的："食气入胃，散精于肝，淫气于筋。食气入胃，浊气归心，淫精于脉。脉气流经，经气归于肺，肺朝百脉，输精于皮毛。毛脉合精，行气于腑。腑精神明，留于四脏，气归于权衡"。

这个案子在右手出现"紧脉"开始向外宣发之前，用药调补脏腑主要还是依赖上述的第一和第二这两方面因素。当所有外邪被宣解之后，第三个因素就被完全启动起来了。

前两点大多数人都比较容易理解，而真正理解并能加以运用第三种方法的人就很少了。但缺失了第三种方法，医生绝对不可能把病人脏腑真正调摄到标准值去，当然也不可能把病人的脉调回"平脉"去。所以，脏腑调养，这三点缺一不可。

现在理解为什么上面会出现"调养月余之后，病人开始出现'上火'的表现，大便黏腻，咳嗽、咳痰较多"的症状了吗？

这就是当脾土恢复到了一定程度，所能提供的精气越来越多，而病人的腠理却还没有完全打开，肺提供更多的精微物质到皮毛腠理而这里的生理功能还没有完全恢复，所以就出现了更大程度的壅滞。这种最外层的壅滞又反过来影响到三焦的气机尤其是上焦、中焦的气机，从而导致病人出现"'上火'的表现，大便黏腻，咳嗽、咳痰较多"等症状。这种症状最正确的破解法就是恢复腠理的生理功能，理顺"太阳层"最表层的气机循行则诸症悉除，不需要通过"清热通便，化痰止咳"去傻傻地折腾。

通过这个案子，大家不难看出充足的四诊信息是分析敌情的重要依据；严密的逻辑分析是计算病因的必要保证；四诊就是战争之前、战争之时，通过探马斥候这些情报人员详细搜集敌方的兵力多寡、兵种配制、武器情况、粮草配给、国家乃至军中的人员情况、作战区域的地形地貌山川水文以及战时的天象等等，其所能提供的信息越详细、越全面，就越有利于了解乃至掌控战争的局势。故孙子曰："多算者胜，少算者不胜。"算是什么？就是这些基本信息的计算和运用，这就是所谓的"谋"。所以，"谋"是有一定条件的，没有全面细致的战争第一手信息，即便善谋如鬼谷子、诸葛亮，临战也一样会两眼一抹黑。所以，好的诊断所提供的第一手资讯，自然是越详细越好。好的四诊各自所取得的信息是可以相互印证的。只有能形成逻辑完整的"证据链"，才能作为定案的必要依据。

宗源的文字有意思吗？

其实这都只是人体的生理基础，在2000多年前的正统中医理论中就讲过了，可是又有几个人在重视？明清以后到今天，有几个人在讲这些？现代中医的衰微不是没有原因的。

这个案子相对于一般的中医医案来说，写得比较详细些，基本把各方面搜集、分析和计算的过程都写下来了，有些像西学的学术报告，要求精细、缜密、逻辑完整。

可见，中医也是可以做到非常精细的，也是可以逻辑缜密、证据充分、理法井然的。

当然，虽然已经写了不少，仍有更多、更深、更精细的东西没有写出来，很多细分之处都还没有进一步详细解说，一方面是篇幅的问题，一方面也有思维程度的问题。现有文字已经尽可能地全方位展开了，该说到的也基本都谈到了，暂且就这样吧。

【案例2】某女，10岁。全身多发性无名肿毒。多方救治无效，经以前病友介绍过来碰碰运气。

本案难度分级：5～5.5级。

刻诊：女孩身材较同龄人略矮小，面色老白而粗糙，满脸红痱子一样的皮疹，左下颌有一大人拳头大肿块，从下巴连接到锁骨前段，高与脸平，很像面颊的延长；右后颈项另有一更大些的肿块，从风池连接到肩部。两处肿块都是漫肿无头，轻按呼痛，触摸坚硬。其母告知，年初曾到南京某医院做过手术，属于复发。左大腿箕门穴附近上部，有一银圆大小的肿块，硬痛、拒按。告知此处肿块已经超过2年。右侧腋下极泉穴附近生长一拇指大肿块；左后背天宗穴附近生长一拇指大肿块。两手肘弯处内侧，大面积红疹，搔痒痕迹明显；小臂内侧一半处都有红疹；从上臂到小臂内侧，暗黑色陈旧性瘢痕密布；大腿、小腿也是红斑密布，陈旧性瘢痕密布；孩子两手不停歇地在两手、两腿、腰背、面颊处搔抓，比较烦躁，抗拒切脉，目光比较凶悍，情绪比较抵触，冲她母亲发脾气说："反正又治不好，治什么治！"

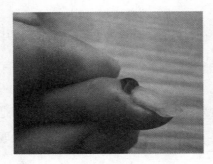
商阳穴凹陷

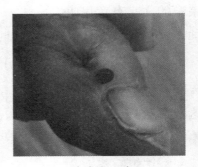
少商穴凹陷

好说歹说才同意切脉，伸手却见孩子右手大拇指"少商穴"处有一个凹陷，示指"商阳穴"处有一个凹陷，问知是前几年曾经在这两处长疮过，流脓之后形成的凹坑。（见照片）身体皮肤触手较凉。

脉象：六脉细弱，右寸尤其短、弱；舌体瘦长，淡红，中后部白浊。

孩子一走近就能闻到非常浓郁的腥浊之气。其母说："每天早上这孩子房间里味道都不能闻，必须开窗通风一天，都还有味儿……2013年检查，孩子右肺有空腔（或脓肿）……"从片子上看，右肺有肿大，上肺部见2/5大小的空腔（或脓肿）（见照片这是2014年留下的。2013年的没了）。略有胸闷，偶有咳嗽，出黄豆大或蚕豆大灰黑浓痰。不能参加正常的体育课。

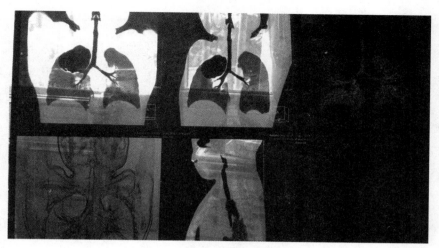

肺部空腔（或脓肿）

　　其母补充说，这孩子从出世以来皮肤就不好，也跑了不少医院，一直都当作皮肤病在治疗。一直到孩子7岁的时候，检查肺部出了问题，身上开始长肿块，然后去到处求治至今。这期间还出现过几次中耳炎，两耳多次出现流脓水，都是在医院用药控制的。

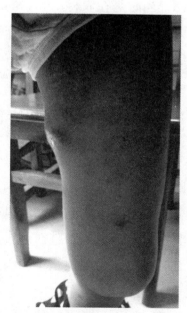

左大腿内侧肿毒和皮肤红疹（针三阴交后，来诊时拍照）

脉症不符，必有隐匿。

肿块漫肿无头，诊为"阴疽"；手臂、腿及脸上红疹密布，但脏腑并无热象，即使肺部空腔（或脓肿）也没有发热等症状，故知此非实热所致。孩子身体皮肤触手较凉，问之，一方面是"孩子在家比较贪空调，否则就喊身上痒痒得受不了"，另一方面是这些年来，除了西医院吊水，连中医都当作"血热"治疗，可想而知用过的寒凉之药也是很多了。所以孩子体温偏凉也不奇怪。

思虑再三，这孩子从一出生开始就出问题，因此考虑是"胎毒"所致。问其母怀孕期间有无异常？有没有吃什么比较特殊的东西，比如偏好辛辣刺激之物？

据其母回忆说没有什么异常饮食。这个是二女儿，前面大女儿已经上高中了，都很正常。因为也不是第一次孕育，所以很多关于养胎、哺育之类的事情也都知道，应该不是饮食上出了问题。

再问其母，当年怀孕环境有无异常？

其母回忆了一下说："当时是在农村，怀孕的时候正是采烟、炕烟的时候。当时家门口有别人家的烟炕，每天都是烟味很重，尤其是新烟上炕的时候，那种生烟和燃煤的味道混合在一起，非常呛人……"

至此，病因找到了，果然是"胎毒"。

然后整个发病情况、治疗情况一直到当前的这种情况从逻辑上就能贯穿了。

我们来一起整理一下。孩子最早受邪就是在母体受孕时候感受的"胎毒"，这种损伤直接影响到孩子的肺脏，这种影响应该在出生之前就已经开始了。正是由于肺部受邪，"肺主皮毛"，所以在降生之后，孩子的皮肤就会反复出现问题（其实，这应该是肺脏在通过皮肤、腠理自行排毒的一种表现）。可惜，没有明眼的医生帮她这个幼小的身体去抗邪，反而是在给予不断地伤害。

现在，当年的用药品类已经不可考了。但是，用药的类型、寒热属性和对身体的影响还是被身体保存下来了。错了，就是错了。凡事只要发生过，就一定会留下蛛丝马迹的。

当年，孩子的"少商穴""商阳穴"还会长疮，还会流脓。而今天，孩子身上有很多重要的部位都开始长疮，却已经不能化脓了。

这说明什么？

从"疮疡"治疗成"阴疽"，这是"从阳转阴"的症候，是"逆"。

我们再来看生疮的部位。当年的"少商穴""商阳穴"长疮流脓，是肺脏受邪在通过经络排毒。而今上述生长肿块的这些位置，有很多都属于中医外科里高危的部位，如咽喉处、颈项部、腋下的"极泉穴区域"和后背的三角区（瘩背、所发部位不同，也有称为"搭手""发背"等），这说明现在孩子已经出现多脏腑受邪，大家都在努力通过不同经络向外透邪解毒。而且，当年病邪还能从经络的井穴开口排出去，现在只能勉强从经络的近心端排出了，这说明脏腑已没有更多的力量来进行更安全地排毒了。

上述两种情况都说明这孩子病得厉害。而病人的脉象和排毒情况也都直观地反映出这孩子的身体已亏损得非常严重了。

病邪在高歌猛进，身体却在一路衰损。这个仗，怎么打？

其实，这个时候我真是非常犹豫。首先，中医外科就是我的弱项；其次，这个病症背后可能潜藏着一大串的凶险后果；再次，邪实正虚；最后，病人"肺"早已受损，皮肤腠理也壅滞得非常严重，病人的"消化吸收通道"已被严重打断，要想短时间内通过补益来给病人加大正气的力量，基本没有可能。这种情况，如何是好？

这个时候，我真的很想推却的，太为难了。可是，这个孩子真是叫人感叹。她的现状是"胎毒"加上"失治"和反复"误治"共同导致的结果。从"第一病因"一直到当前的情况，疾病已经经历了数不清的"次生病因"的变化了，硬生生地把一个阳性的病治成了一个阴性的病，导致脏腑多器官受累，身体在拼命排毒抗邪，进而导致了在很多经络紧要的穴位上都出现生疮的情况。在病邪与医生的共同打击之下，这个幼小的生命居然拼命抗争了这么多年，并且还在努力地压榨自己去一次次拼命排毒自救。看着其母亲眼中的无奈、无助以及脸上茫然和期盼的神情，看着这个并不可爱漂亮但却绝对值得尊重的幼小的身体和生命，我真是开不了口拒绝。

表面上，诊断持续了很久，有半小时左右。其实，内心却一直在挣扎。救，风险太大，把握低于60%。不救，于心不忍。纠结再三，最后决定把分析都告诉她母亲，把难处和顾忌也都告诉她，更把分析用药、全局预判和用药的短期预判等等全部都告诉她，让她们自己决定。

其母听说"只有六成希望"后赶紧点头说"好好好"。看看时间已晚，于是让其母明早过来取药，先用3d，如果效果符合预测则继续。晚上打坐，又把这个案子细细再过了一遍，斟酌了组方配伍。

分析：此证为"胎毒"，后经反复误治所致；当前为多脏腑累及；肺脏受累尤重；腠理壅滞、郁热；病人久病阴亏；脏腑亏虚严重；体内阴寒太深，肿块不能转阳；孩子少阳肝胆受邪严重。症状比较复杂，因为脏腑已经拖得比较亏虚，当前来不及治本，只有权宜治标。

所以，组方必须要能逐步达到下面几个目标。

第一，开腠理。利用现有的脏腑正气尽可能地在最大程度上"打开腠理"。这一步的战略目的有两个：其一，透发在"外"的邪气从而缓解脏腑（尤其是肺脏）所承受的压力；其二，尽量打开腠理这个消化吸收通道上的重要一环，为下面的"培土生金"和之后的补益脏腑提供必要的条件。

第二，清里邪。利用现有的脏腑正气尽可能地清扫脏腑在"里"的邪毒，尽可能控制住病势的发展，为后面的脏腑修复抢时间。

第三，阴疽转阳。必须要在最短的时间内消除两个最大的肿块，让阴疽转阳，该化脓的化脓，该内消的内消。预计在这两个最大的"1号肿块"消散之后会生出一批铜钱大的"2号肿块"，然后随着"2号肿块"的消散应该会出一批黄豆到蚕豆大小的"3号肿块（或疮）"。与此同时，脸上和手臂上可能会出现大批的"最小号痱子大小"的红疹。最后，身上的疮疡消退。

第四，完成上述任务之后要考虑逐步清理肺脏，促进空腔（或脓肿）修复。

第五，同时培补元气，健运脾土，以生养诸脏。

有了完整的战略目标就要一一着手去实现。最难的就是开局，组方力度不能太大也不能太小。太大了病人身体可能会受不住，太小了可能效果就不够明显，容易让病人丧失信心。

组方1：鲜金银花藤叶50g，石膏70g，知母7g，杏仁7g，厚朴5g，生大黄5g，荆芥9g，黄芩6g，连翘9g，葛根15g，独活7g，杜仲7g，柴胡7g，生甘草7g。三剂。

其母带孩子过来取药时，我告知这些天必须要杜绝空调和冷饮，由它汗出。用药之后可能会出现满身红疹爆发，会有烦躁，但是必须忍过去，这是治疗的重中之重。如果这点做不到，后面就没有必要再折腾了。两人都同意遵守。（说实话，大三伏天的，要从原来的躲进空调房不出来，逼着远离空调冷饮，也真是考验。不过，此证也正是好在正巧赶上三伏天治疗，可以借助天地之纯阳助力，也更容易开泄腠理。如果是冬天，就麻烦大了。）

第四日如期来诊。红疹如预期爆发，两个"1号大包块"开始逐渐变软。脉象如前，稍微浮起一点。大便每天一到两次，色黑。

组方2：鲜金银花藤叶50g，石膏70g，知母7g，杏仁7g，厚朴5g，生大黄5g，荆芥9g，姜半夏7g，黄连3g，竹叶9g，黄芩6g，连翘9g，葛根15g，独活7g，杜仲7g，柴胡7g，玉竹9g，生甘草7g。三剂。

3d后再次如期来诊。大便多时达每天3次，类似腹泻，少时每天1次而正常；红疹大面积消退，两个大包块都开始软化，流脓水。孩子身上那种腥膻之气减淡。脉稍起，面色稍微细嫩了一些。

组方3：鲜金银花藤叶50g，石膏50g，知母5g，杏仁7g，厚朴5g，生大黄3g，荆芥9g，姜半夏7g，苍术7g，黄连3g，竹叶9g，黄芩6g，连翘9g，葛根15g，独活7g，杜仲7g，柴胡7g，玉竹9g，生甘草7g。三剂。

除用药外还跟孩子商量用针，刺手12井穴出紫黑血；针三阴交，先泻后补，行针15min，不留针。

3d后再次如期来诊，变化很大。前后最大的"1号肿块"已经消失，左前的肿块部位基本没有异样，只是肿块日久，左脸还是比右脸稍微大一点；右后颈侧的肿块部位皮下还稍有异样，毕竟这里的肿块已经生成了两年多，可能导致皮下肌肉组织发生了改变，应该需要较长时间来修复；左大腿内侧的"2号肿块"当天回家晚上就开始破口流脓水；左太阳穴区稍上和1.5寸后处、右太阳穴、百会、右天宗穴部位以及小腹部耻骨沟气冲穴区域都各生了一个黄豆大"疮"；头面四肢的红疹消退了6成以上；两耳又开始流脓水。

组方4：生黄芪9g，升麻7g，石膏70g，知母7g，杏仁9g，厚朴5g，生大黄4g，姜半夏7g，苍术9g，黄连3g，黄芩6g，连翘7g，葛根15g，独活7g，杜仲9g，柴胡12g，玉竹9g，南沙参9g，生甘草7g。五剂。

加刺两手十二井穴出血。

5d后如期来诊。期间原来两处"1号肿块"有两天略有肿大，然后又吸收了；两耳继续流脓水，但稍微减少了一些；左太阳穴区稍上和1.5寸后处、右太阳穴、百会、右天宗穴部位以及小腹部耻骨沟气冲穴区域的"疮"都已经长大成核桃大小，并且先后成熟；流脓水后，百会、右天宗穴部位和小腹部耻骨沟气冲穴区域的"疮"已经恢复，只剩下太阳穴区的左右三个疮还未完全成熟，但也都不同程度的软了；左侧背后肝俞魂门区域又长了一个蚕豆大的肿块。

组方5：生黄芪9g，升麻9g，石膏50g，知母7g，杏仁9g，厚朴5g，生大黄3g，姜半夏7g，生白术12g，黄芩5g，连翘7g，葛根9g，独活7g，杜仲9g，柴胡12g，玉竹9g，桔梗12g，芦根12g，南沙参9g，制黄精9g，生甘草7g。五剂。

5d后如期来诊。左侧太阳穴的疮已经消散；右侧太阳穴区的两个疮前几天已经开始流脓水，并进一步熟软，但是体积没有减小；两耳流水停止，但耳道还有潮湿；前面一直出现的咳灰黑色痰已经消失；来诊前两天的傍晚，开始出现咳血，血色鲜红，血痕散漫。

组方6：生黄芪12g，石膏40g，杏仁9g，生大黄3g，姜半夏5g，生白术9g，黄芩7g，连翘9g，葛根9g，杜仲9g，干姜5g，柴胡9g，玉竹9g，南沙参9g，制黄精12g，熟地9g，当归7g，生白芍5g，茯苓6g，生甘草7g。五剂。

5d中每日反馈咳血情况，并附上照片。

5d后来诊。右侧太阳穴区的两个疮还在，但已基本成熟；咳血从第一天、第二天的每天八九次、血色鲜红，递减到每天两三次，咳血暗紫凝块、夹脓；头上散发有两三点绿豆、菜籽大小的疮疖，很小就已经出现脓头，没有长大的趋势；大便形态正常，但两天排便一次；面色开始白皙，略微有些淡淡的红润；孩子心情自前两次之后，已经逐渐转为比较开朗活泼，恢复到小儿心态；孩子自言"现在已经不感觉到胸闷，应该可以上体育课了"；头面四肢红疹全部消退，只有额头还有十几点小点，也不是那么红了；脉象开始生根，左尺、右关开始慢慢坚实，两寸浮起，略充盈；饮食开始加量，其母说她一个人能吃两个人的饭。

至此，此案"解腠理"的部分已经基本完成。后续是处理右肺空腔（或脓肿）的问题，就不在这里继续阐述了。

从这个案子中，我们可以看到"腠理"对脏腑以及脏腑对"腠理"的影响，看到人体消化吸收通道的运作和反馈，还可以看到"腠理"对一些外科疾病的影响。

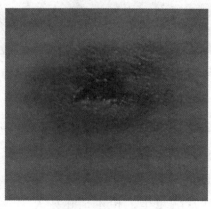

左背下部疮疤中有空腔

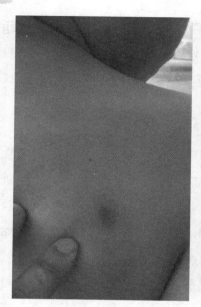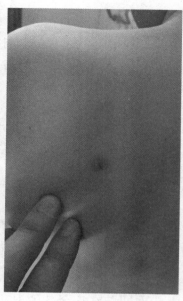

右背部疮疤　　　　　　　　　　左背部疮疤上下各一

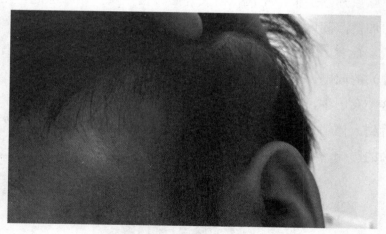

左太阳区后两个，均已经流过一次脓之后

　　本案风险较高，一方面是病邪已经深入脏腑，毒邪深重；另一方面是长期误治导致阳病转阴，阴疽疮疡所发之处尽在危险的地方。不管是"1号"两个大家伙的前颈后项还是前期左大腿"箕门穴"处的"2号"家伙，更不要说后面出现的一批"3号"家伙，百会、极泉、搭手、发背、太阳穴……哪里危险就从哪里生，也不怕吓死人。

这是本人接手的第一例这么严重的外科案例，下手前压力还是很大的。这其中的计算基本也是按照危重病的计算量来进行的。第一次复查的四诊反馈符合预计，后面也就顺手很多了。

　　本案看点在"表里"和"次第"两个方面。如果大家能从上述几个组方中看出这两点的运用，就算是真正明白了其中的意思了。

　　这个案子，不能抱着"清热解毒"的思路去折腾。别看组方1中出现了不少凉性、寒性的用药。但使用它们的目的并不是简单的"清热解毒"。

　　为什么？

　　看症状。这里最大的"1号"两个家伙是什么？坚硬、盘大、漫肿无头、疼痛拒按，这是什么？阴疽。而这孩子小的时候出现过右手拇指、示指的少商、商阳穴长"疮"流脓，说明什么？说明这孩子那时还在"长疮"，还是"阳性"的疾病。而现如今疾病已经发展成"漫肿无头"，转成了"阴疽"，说明什么？说明身体已经"无力作脓"了。而"无力作脓"又说明了什么呢？最常见的有两点，其一，过用寒凉之药，折损了脏腑阳气和正气；其二，脏腑亏虚，透邪无力。而这两种最常见的"疮疡转成阴疽"的条件，这孩子都已经具备。那么，这又说明了什么呢？说明这孩子的脏腑和正气已经不能再承受"寒凉的折伐"和"过大的消耗"了。这种情况下，我们还能肆意使用"清热解毒"吗？当然不能。

　　其实，这孩子的当前症状，可以分为两大块来谋划。

　　其一，脏腑的亏空和阳气的折伐。

　　其二，腠理的壅滞和邪毒的壅盛。

　　所以，要针对这"表""里"两个不同层的问题来分别加以计算。脏腑亏空，怎么办？前面我们讨论了，"腠理"是传统中医理论中消化吸收的重要一环。这孩子母亲在受孕之时，就受到"烟毒"对肺脏的严重损伤，从而导致了皮毛、腠理的受损。此外，在孩子发病之后，由于长期的误治，导致了人体的正气损伤和腠理的壅滞，大量的精微物质与毒邪壅滞在腠理层并且逐渐向腠理下的阳明层延伸，这又导致了腠理层的进一步受损。

由于"腠理层"长期壅滞出现毒邪壅盛，一方面可以导致可见的皮肤红疹、瘙痒及一些疔疮，另一方面也会反向沿着"肺气宣发和精微物质的敷布的通道"对肺脏产生影响。而这种影响又会直接导致肺脏的宣发和精微物质的敷布不能有效完成，从而在肺脏积累大量的多余物质。这些多余物质囤积日久都会变质邪化。这些邪化的变质物质不能被顺利地代谢吸收就会生成"痰浊"，而这种"痰浊"再与肺中的"胎毒"勾结，就会生成非常黏浊并且有腐蚀性的邪毒。当这种邪毒在肺脏某处停聚之后就会对肺脏的肌理产生强烈的腐败和侵蚀，从而导致肺部空腔（或脓肿）的形成。

肺脏在这个侵蚀的过程中也会开始积极地排毒自救。除了常规的咳嗽、咳痰之外，更沿着肺经向外排邪，从而出现了"少商""商阳"穴长脓疮、流脓水的情况。如果这个时候，有高明的医生能够及时诊断治疗，清理肺脏、腠理层和阳明层的毒邪，孩子的身体也还是能很快恢复的，不至于发展到如今的多脏器损伤和肺脏巨大空腔（或脓肿）的地步。

可怜的是，这些年求医治病，碰到的医生大多数和"毒邪"是一家的。他们不仅没有控制病邪，反而折腾了脏腑、亏空了正气，导致了病邪的进一步入侵。看见前面四诊信息中的"耳朵流脓水"吗？这是"少阳"在排毒了。此病在开始阶段涉及"少阳"了吗？没有。

开始的时候，病邪只是从"肺脏""太阳层"的表层"腠理层"逐渐深入到"阳明层"。而此时的"耳朵流脓"是继续深入到了"少阳层"，即病邪在逐渐入侵其他经络脏腑的表现。"耳朵流脓"也就是脏腑在透过"少阳胆经"排毒抗邪。这时候，如果来个明眼的医生救命，孩子也不至于从2013年就出现了那么严重的肺部空腔（或脓肿）和脏腑损伤。

可惜没有，所遇的医生也都还是"清热解毒"的套路。要不是长期"清热解毒"的滥用，一个生机正旺的孩子怎么会转变成了"阳气的亏损"？医生难道没有一点责任吗？不该反省吗？若不是长期的误治，怎么会导致如今脉象的衰弱难查？

错了就是错了，不应该推卸责任。一个医生如果没有了"担当"，那么"救死扶伤"和"伤身害命"相隔就不会太远。

当"腠理层"和"阳明层"的淤阻越来越严重，这里淤积的精微物质就会越来越多地转化成痰浊、败浊之物，加上卫气被郁滞又会在其郁滞区域生热即"郁热"。热与败浊相合就会开始生疮。

很多时候，"生疮"也是人体的一种排毒方式。可怜这孩子到了这个时候连生疮也生不利落了。漫肿无头，疮不能成熟。不能成疮而成疽，可见脏腑身体衰敝到什么程度了。彼时，她也曾到某大医院做过开刀、上捻、引脓，但这只不过是迁延时日罢了，后又复发至今。

上述是在"表"的发病过程，其根源是"腠理层"。所以，病邪在表就应该解"表"。这里的"表"已经不单单指"太阳"甚至"腠理"了，而是指太阳、阳明、少阳的"三阳"，相对于脏腑的"里"来说，这都是"表"。

所以，在组方1中，使用了"鲜金银花藤叶"50g，"石膏"70g来辛凉解表。因为腠理淤阻严重，郁热明显，所以使用"黄芩"6g，"连翘"9g，"生甘草"7g来清解毒热。这里要注意，上述药物并不是作用于肺脏的。看四诊信息中有咳出"灰黑色痰"可知肺中无热。所以，我们需要把这种寒凉性的药力引到"表"层去，这需要很好的驾驭能力。还没完，正是因为肺中无热有寒，所以还是用了"荆芥"9g，"独活"7g来宣解太阴肺气、肺中的浊气和太阳邪气（包括痰浊生成的湿气）。这里本来是适合使用"麻黄"的，可惜孩子的身体实在受不住"麻黄"的药力，经过反复计算，决定改用"荆芥"和"独活"来完成。

此外，同时使用"葛根"清解"阳明肌肉层"的淤阻和邪毒，调动脏腑脾胃之气来帮忙托邪。这里没有使用"黄芪"或"党参"来透邪是考虑到腠理和阳明已经壅滞得太厉害，上面已经在用药把脏腑和三阳深层之邪往外、往表转透了，腠理层和阳明肌肉层的压力非常大。而且此时还要求杜绝空调和冷饮冷食来配合解表，外环境就已经相当热了。所以，这里一旦补气托邪，表层就会出现严重的红疹大爆发，继而出现瘙痒甚至是疼痛难忍的症状，加重病人的痛苦。所以，我们第一步的重点在宣发腠理层和阳明层，而散邪是建立在这个基础上来完成的顺势而为。

使用"柴胡"7g有两层意思：其一，清扫"少阳"，同时配合上面诸药从三阳深层透邪外出；其二，针对脏腑之邪，使用柴胡提透阴邪，从阴转阳。我们以前提到过不少针对三阴使用"麻黄"而达到"转阴透阳"效果的例子。这里又涉及了另一个可以转阴透阳的家伙——"柴胡"。

"知母"7g和"生大黄"5g是针对"阳明"的。其作用是"滋阴理气"。大家别看到组方之中还有"厚朴"就认为这是承气汤攻下的路子。这里的"杏仁"7g和"厚朴"5g也是润燥理气的。两者配合，针对的是太阴肺、阳明大肠、阳明胃的"滋阴、润燥和理气"。阳明胃、大肠之气得以清润降下，就会减轻表层"阳明肌肉层"的压力，配合在外的"葛根"，来达到阳明"表里分消"的合治目的。

一味"杜仲"7g是温少阴、阳明的。温少阴，壮肾阳，从而温煦三焦诸脏。缓缓生火，是因为孩子久病，脏腑阴亏日久，不耐火燥。轻轻温煦，取阴阳互生，这是滋养脏腑的一着棋。此外，还有另一层巧手在里面——这个"杜仲"不仅可以"治内"，同样还可以"治外"来促进"阴疽"转阳、化脓通透。为什么？这又涉及一个中医的基础理论："肾者，胃之关也。"（出自《素问·水热穴论》）。在经典中，这个理论是用来"治水"的。而在这里，我们也利用了这层关系，通过"温肾"来达到"温阳明"的目的。明白了吗？"温阳明"做什么？"阳明主肉"呀。那又怎样？大家想想，这里的阴疽是长在哪里的？"阳明肌肉层"呀。阴疽不能化脓通透的原因之一就是阳气不足，这里就补充进去啦。效果如期。这种用药早已不是"对症用药"的节奏啦，它更注重的是气机的运转和阴阳的调和。这些都是基础的东西。

好了，后面的组方方向没变，都是"表里合治""内外分消"的战略思想。参考组方1的分解，自己看看就可以了，没有太多新的东西。一个人讲自己熟悉的故事，真是怪没劲的。在这点上我还真是佩服刘兰芳老师，一个人讲自己烂熟的故事还能讲得那么起劲儿。咱才讲了这么点儿，懒毛病就犯了。

这个案子放在"腠理层"来说，就是侧重示例"腠理层"的问题对身体和脏腑的影响。

　　大家看到影响了吗？

　　如果看到了，此例的目的就完成了。至于本案的其余部分内容就已经超出腠理的范围了。腠理层从某种角度来说，就是"一夫当关，万夫莫开"的区域，一旦腠理出了问题，就会跟着从外到里、哗哗啦啦影响一批。这个案子就是从最外一直影响到最里的一个典型范例。

　　该患者最近的影像资料反馈（2017年6月29日）如下。

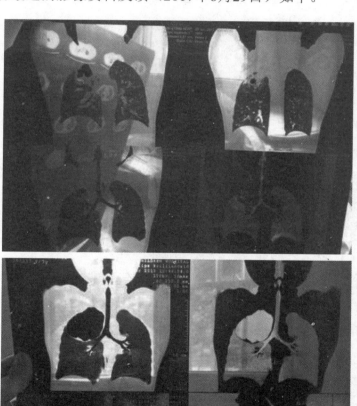

腠理虚实

说到这里，大家必然会想到两个问题：腠理实和腠理虚。

这是学习伤寒之后留下的"后遗症"，一看到腠理二字就会条件反射地想到这个。学习过伤寒的人都知道：腠理实，用麻黄汤；腠理虚，用桂枝汤。

腠理实

首先，我们来看看什么叫"腠理实"。

所谓的"腠理实"是指由于某些原因造成"腠理"变得比正常状态下更为"紧致"，从而导致腠理自身正常的"宣发和疏泄"等功能出现障碍，并且可能由此引发一系列其他次生症状的腠理区域的病理表现。

一般来说，导致腠理"实"的情况有三种：

第一种是"感受外邪"，导致人体最外层的腠理被封闭，常见的如感受"寒邪"、感受"风邪"、感受"湿邪"等。

第二种是腠理防御太过，在这里出现正气壅滞的情况，如误补表气或过升中焦、上焦之气等。

第三种是腠理层的精微物质出现壅滞，尤其是壅滞之后转化成的痰浊会严重闭塞腠理，从而导致腠理实的表现。

那么腠理实应该怎么办？

学过伤寒的人都知道，大家常说的"用麻黄汤解表、开腠理"只是泛泛而言而已。

针对上面的第一种"感受外邪导致腠理实"的情况，仲景在伤寒论"太阳病脉证并治"中运用麻黄汤，把麻黄汤作为宣解太阳病的重要利器。"腠理"是太阳层的最外层，当然是属于"太阳病"的。所以，第一种情况导致的"腠理实"确实可以使用"麻黄汤"来宣发腠理，解决腠理"实"的问题。

针对第二种情况下的"腠理实"，从"治标"的角度上来说也可以使用"麻黄汤"来宣解腠理。但是这种方法会造成人体正气大量不必要的损伤。因此，最简单的办法就是平复气机。在这里，我们既然知道导致前一种"腠理实"的问题是由于"误补"如胡乱使用黄芪补气等，那么就可以直接停止这种"误补"的行为。一般情况下，随着身体的消耗，几天之后这些"误补"所致的"腠理实"就会缓解。当然，如果误补过重或几天之后身体不能够重新回复平衡，那么就可以适当使用一点麻黄汤来开散腠理，把壅滞在腠理的误补之气泻掉。

如果是由于误升中焦、上焦之气而导致的腠理实，则有针对性地给予降气即可。例如过升上焦之气就可以使用杏仁、厚朴稍微降一下；误升中焦脾胃之气可以使用杏仁、厚朴、枳实、制大黄（也有习惯用旋覆花、代赭石的）等稍微通降一下，使中焦脾胃之气不再过于升发即可，这个用量是非常轻的，不在于攻伐而在于平气。如果误升肝气，可以使用柴胡、枳壳等稍微平复一下。这里的柴胡不是用来"升"而是用来"散"，一样只需轻量平气即可。

第三种情况相对来说要复杂一些。其实，一般来说，第三条多由于第一条的迁延不愈，也是一个由表及里的表现（上面的"腠理案例2"中，这种情况就比较明显）。当病人感受外邪之后出现了腠理壅滞，此时还只是风、寒、湿邪等封闭腠理而已。但随着病人的误治或失治，导致病情迁延不愈，腠理始终处在封闭状态，这就会进一步导致腠理层的气机交换以及精微物质的合成出现问题。而随着精微物质合成和传送逐渐减缓，就会导致肺通过通道提供到腠理层的物资出现积压，这种积压的精微物质在壅滞变质之后就会形成比较黏滞的痰浊。这层痰浊所形成的深层腠理层以及传输通道的壅滞情况就是我们这里所说的第三种情况。这种情况也还是可以使用"麻黄汤"的。但是，这里使用"麻黄汤"和第一种情况下使用"麻黄汤"所表现出来的反应又不一样：

第一种情况下，使用"麻黄汤"只需要开腠理、取"微似汗"即可。这种"微似汗"也正是仲景在伤寒论中讨论"麻黄汤"的时候所规定的要求，不可太过，太过了反而就会导致正气的损伤。

而第三种情况，同样也需要使用"麻黄汤"解表发汗。但是，由于这种情况是在第一种情况的基础上继续发展而来的，所以相对来说，受邪就会更深一些，症状也会更重一些，所以在使用"麻黄汤"发汗的时候，对于出汗的要求就会更高一些。比如就"发汗"而言，像前面的那种"微似汗"的程度是不够的，这里必须要把"汗出透"，并且还要把腠理以及传输通道里面的痰浊化作"黏汗"都出干净，这样才算得是把邪气散清了。这种"黏汗"的表现很明显，触手有比较黏黏的感觉，有些类似于手上沾了糖水的那种黏黏的样子。当"黏汗"透干净之后所出的汗就是比较正常的热汗了。

大家看出来这两者之间的区别了吗？"麻黄汤"的"取汗程度"不同。"微似汗"的取汗程度只是适合受邪比较轻、浅的情况。当病邪比较深入、症状比较严重的时候，用"麻黄汤"取"微似汗"是不足以解除病邪的。

那么，这个从伤寒临床反馈出来的总结说明了什么道理呢？

说明了仲景在《伤寒论》中使用"麻黄汤"的"太阳病，头痛，发热，身疼，腰痛，骨节疼痛，恶风，无汗而喘者，麻黄汤主之"这一条经文指的是"病邪初感"的时候，而且是"平人"在"病邪初感"的时候所表现出的症状。何以知之？就是从下文"煮取二升半，去滓，温服八合，覆（一作"复"）取微似汗，不须啜粥"所要求的用法中透露出来的。分解如下。

经文中首先强调了煎煮的程度——"以水九升，……煮取二升半"，这是一个"久煎"的火候。

其次强调了首次服用量——"温服八合"即首次服用不到总量的三分之一，说明邪势不算重。关于"邪势"的问题，我们已经在"谋势"篇中详细讨论过，此处不再赘述。

再次强调了取"药力"的大小——"覆（一作"复"）取微似汗"，这种开泻腠理的程度仅仅比"开腠理，不出汗，仅使邪气出"的程度稍微强一点而已，而比上面第三种情况所需要的"出大汗，并进一步清透'黏汗'"的程度对"药力"的要求又要轻很多的。

最后一句"不须啜粥"，说的是不必使用热粥来辅助正气并且助汗，可知病人的当前身体情况是足以承受这种力道的"麻黄汤"的消耗的。

现在明白没有？上述这些处理基本都是对应于病人平时身体还是比较正常的状态即基本算"平人"的处理方式。如果病人素有表证未解，那么这种"微似汗"是不可能完全解除其症状的。

所以说，仲景的《伤寒论》不是坐在书斋里就能够学好的，仲景的文字需要不断从实战中总结、提炼、分析，最后才能从这些反馈中有所得，也只有这样，我们才是真正意识到仲景所言何物。如果没有足够深刻的实战经历和亲身体会，我们就很难对仲景的文字有深刻的理解和认识。

关于"麻黄汤"的详细论述请参看后面相关方剂论述中《细说·麻黄汤》篇。

腠理虚

我们再来看看什么是"腠理虚"。

所谓的"腠理虚"，是指由于某些原因导致病人的腠理防御功能弱化，从而出现一系列防护不足以及腠理关闭不紧致的症状表现。这正好与"腠理实"导致的"开"的异常相对应，是属于"关"的异常情况。

那么，哪些原因会导致"腠理虚"？

导致"腠理虚"的原因有很多，比如上面使用"麻黄汤"发散太过就会导致病人"腠理虚"。那么，常见的还有哪些原因可以导致"腠理虚"呢？大体来说，有两种：第一种是"脏腑亏虚"导致腠理虚；第二种是"开泻太过"导致腠理虚。

在第一种"脏腑亏虚"导致的腠理虚中，又可以分成下面几种情况：

第一，解表剂发散太过，导致"肺气不足"所导致的腠理虚。

第二，病人素体中气不足，会导致腠理虚。

第三，病人素有脏腑虚弱，导致素有腠理虚弱的表现。

在第二种"开泄太过"导致的腠理虚中，又可以分为下面几种情况：

第一，"开"太过，比如过度使用发散腠理的方药耗散了腠理之气，可以表现出腠理虚的情况。

第二，"泻"太过，比如前面提到过的使用"巴豆攻下导致腹泻"可以导致明显的腠理虚，另外，一些病理性的腹泻导致中气损耗太过也会造成腠理虚。

第三，"开泻太过"还有一种比较特殊的情况，肝气疏泄太过也可能导致腠理虚。

第四，病人感受风邪的某些情况，也可以导致腠理虚。

其实，从本质上来说，这里的第三条和第四条说的都是"风性疏泄"的问题。

总之，导致"腠理虚"的情况主要有两种，一种是"虚性"的，一种是"实性"的。

在临床上来看，由"虚性"所致的腠理虚比较常见，如"中气不足"所导致的腠理虚（薄弱）就是典型的由于脏腑亏虚所致的腠理亏虚。此外，肺脏亏虚导致的腠理虚也是比较常见的一种情况。总的来说，由于"腠理层"的气机填充来自于多个脏腑，其气机来源非常复杂，所以相关脏腑的亏虚都有可能导致腠理的虚弱。而这种脏腑虚弱，不管是发汗太过、攻下太过、素体脏腑亏虚、几天没吃饭或是外伤大出血……只要是能导致脏腑亏虚的因素都有可能导致腠理虚弱，只是在程度上有所不同而已。

那么腠理虚该怎么办？

好办。简单来说就是补虚、泻实。

下面有几个常用的方剂可以用来"补虚"。

1. 病人由于"中气不足"而导致腠理虚的可以使用"补中益气丸"，补中益气，充盈腠理。

2. 病人由于"肺气虚"而导致的腠理虚可以使用"玉屏风散"，也可以使用"补中益气丸"来解决。玉屏风散，顾名思义就是直接"固表防风"的，方用防风、黄芪、白术，其实也是通过补中焦和上焦来保证腠理之气的充实。这点和"补中益气丸"的作用相近。补中益气丸的主要作用是补益中气，然后通过柴胡和升麻将中焦之气升提以支援上焦，再通过肺气宣发到腠理，从而达到充盈腠理的目的。

3. 若是病人由于大病虚损或脏腑亏虚而致腠理虚，就需要长期调养脏腑，使脏腑藏精慢慢充盈、脏气逐渐恢复才能有足够的脏气提供到腠理层来重建腠理。这种情况下可使用的成药比较多，方药就更多了。个人常用的一组成药是人参归脾丸配合左归丸，用来调理脏腑亏损严重的病人。这两个组方中，通过"人参归脾丸"来温补后天脾土以生化气血精微，生成有足够的精气"以灌四旁"（即为其他四脏提供精微物质的滋养），这里运用了"温阳补土、阳可生阴"的法子。只要中焦运化恢复正常，脾土就能生化出身体、脏腑所需的各种物质来，所以，这方子看起来是偏补气，其实也一样可以生阴（这正是运用了"阳中求阴"的道理），是一个阴阳双补的法子。但是，由于"人参归脾丸"终究偏于阳性，又经常"倍量"使用，所以，在使用一段时间之后难免会出现"上火"的情况。为了平衡"人参归脾丸"这种"偏温"的表现，我们常取"左归丸"同服，只用标准用量的"半量"就可以达到一方面滋补肾阴，一方面平衡"人参归脾丸"的温燥之力的效果。两者相辅相成，就可以同时补益先天后天的脾肾两脏，再由这两者拉动恢复其他脏腑的亏损，使脏腑得以同步、均衡的填充。

上面讨论的这三种都是"补虚"的问题。

下面我们再来看看"泻实"。

这种由于"气实"而导致的"腠理虚"基本只存在一种情况——"风气实"。由于风气的属性之一——"疏泄"，常造成病人在感受风气（外风）或肝气强盛（内风）时腠理疏泄太过，从而导致了"腠理虚"。这是"风"的一种特性。在"天食人以五气"之中的风、寒、暑、湿、燥这五气中，也只有"风"有这种特性。

需要再次强调的是这里所说的"风"，并不是大家常说的"自然界的空气流动"的那个"风"。很多人都在这个问题上有所误解，关于"风"的详细论述请参看后文中《风》篇。

我们回到"风的属性"上来。上面讨论了，风有两种属性，一种是"疏泄"，一种是"封闭"。所以，在治疗"中风"的时候，《伤寒论》就常用到两种主药：一是"桂枝"，一是"麻黄"。那么，在哪种情况下使用"桂枝"，在哪种情况下使用"麻黄"呢？

很简单。在中风，以"疏泄"为表现导致腠理不固、营卫不和的时候就使用"桂枝"，而以"封闭"为表现的时候就使用麻黄。在这个时候，除了一些脉象和症状上的差异之外，处方、用法都与治疗"伤寒"很类似。

我们再回头看一下前面讨论的问题。

其一，"开泻太过"还有一种比较特殊的情况，当肝气疏泄太过的时候也可能导致腠理虚。

其二，病人感受风邪的某些情况，可以导致腠理虚。

从本质上来说，这里所说的都是"风性疏泄"的问题。"肝气的疏泄太过"其实也就是"肝风的疏泄太过"，肝之气对应的就是风之气。在《素问·五营运大论》中说："东方生风，风生木，木生酸，酸生肝，肝生筋，筋生心。其在天为玄，在人为道，在地为化。化生五味，道生智，玄生神，化生气。神在天为风，在地为木，在体为筋，在气为柔，在脏为肝。"肝气与风气是同气。所以，这里的问题本质上都是"风"的问题。

《伤寒论》把"中风"与"伤寒"并列提出来讲述，例如在太阳病中的："太阳病，发热，汗出，恶风，脉缓者，名为中风。太阳中风，阳浮而阴弱。阳浮者热自发，阴弱者汗自出，啬啬恶寒，淅淅恶风，翕翕发热，鼻鸣，干呕者，桂枝汤主之。"这里面谈到的"汗出，恶风"，就是典型的"腠理不固"的表现。而导致这种"腠理不固"的原因是什么呢？是"阳浮而阴弱"。

具体怎么理解"阳浮而阴弱"，历代的注家分歧比较严重。

其实很简单。我们前面在讨论"腠理"的时候就已经详细说到了腠理层的气机成分非常复杂，肝胆、脾胃、心肺等脏腑的气机都在这里融合、交换。我们先暂时放下其他的成分，重点说一下"肝气"。

首先我们来温习一下两个基础理论：①肝主疏泄；②肝为"将军之官"。

"肝主疏泄"相信大家都非常熟悉了。最早学习中医基础理论的时候，我们就知道"肝主疏泄，喜条达。"其实，这里的"疏泄"不仅是指肝气可以"疏泄"腠理，人体内但凡需要"向外的"，基本都或多或少跟这个"疏泄"有关，如"疏泄腠理""大小便的排泄"、男子的"排精"和女子的"排卵"等，都与肝气的"疏泄"有着密切的关系。

关注第二个基础理论的人要少很多。什么是"将军之官"？"将"读"降落的'降'"，"将军"是指"率领军队"。所以，肝在人体的"攻击"和"防御"方面都有着很重要的作用，而这个作用就是通过"肝气"来完成的。

我们再来看一个很有意思的问题：肝既然是"将军之官"，是带兵的将军，那么它"带的兵"又是谁呢？

大家都知道，在人体中有一支重要的战斗部队——"卫气"。"卫气"的组成部分非常复杂，其作用也非常复杂，这些内容我们会在后面的《卫气篇》中详细讨论。这里我们要看的主要是"卫气"与"肝气"的关系。"卫气"是一个"集团部队"，战斗单位的组成非常复杂。在"卫气"中不仅有"肺气"的存在，同样也有"肝气"的存在。所以，"卫气"既具有了"宣发"的作用（这是肺气宣发与肝气疏泄的共同作用体现），同时又有"防御闭固"的作用（这也是卫气作为"正气"和部分肝气防御能力的体现）。所以一般有"卫气实，则腠理实""卫气虚，则腠理虚"这样的说法。

当然，有些"卫气实"的时候，也会有"腠理虚"的表现，这就是肝气疏泄太过的时候。这种情况其实很常见，最典型的就是酒喝多了时可能会有"怕风怕冷"的感觉。这就是酒动肝气、疏泄太过的表现。

所以说，"卫气"在外就是"戍边战士"，在内就是"御林军"，而统领"卫气"大部队的就是"将军之官"——肝。

从前面的论述中，我们知道了"卫气""开腠理"的能力不仅是自身能力的表现，此外还会受到"肺气""宣发"与"肝气""疏泄"的共同影响。"卫气"的"闭腠理"也不仅是自身的能力，同时也依赖"肝气"和其他气机的共同作用。

所以，当病人出现"受风"所致的"表虚不固"的时候，我们可以从几个方面来解决这个问题。据分析，病人表现为表虚不固，病因为受风。要解决"表虚不固"这个症状有很多方法。如果是由于"卫气不足"所导致的"表虚不固"，则可以直接"补气"，因为"卫气"的来源是体内各脏腑的真气的补充，所以直接"补气"可以从一定程度上解决"卫气"不足的问题；直接使用"补中益气丸"来直接调动"脾气"来补充"卫气"也同样可以解决问题。

而这里导致"表虚不固"的病因是"受风"。"风"是什么？

上面已经说了，"风""寒""暑""湿""燥"是五种"天之气"。在这"天之五气"之中，"风"是一个很有个性的特殊存在。这家伙同时具备两种特性，而其他"四气"的特性相对来说比较单一。我们都知道，万物皆有阴阳，并随着各自形成中"阴阳"的多寡而出现不同的特性。比如"寒"就是"阳少而阴极多"；而"暑"则是"阴少而阳极多"。燥和湿也是这种情况。这"四气"的特性相对来说都比较单一，即使有阴阳差异，也只是表现为各自程度上的不同。例如"寒"，当"阳极少时，则是极寒"，而"阳稍多时，则是轻寒"，并没有改变其本质"寒"的属性。但是，这个"风"就是个另类了。"风"的阴阳构成比例是相近的。所以，当"风"中"阳较多"时候，"风"性就会偏温、偏热；而当"风"中"阴较多"时，"风"性就会偏凉、偏寒。也正是"风"的这种不稳定性导致了"风"性"善变"的特点。也正是"风"的这种"靠近原点"的特性最接近"阴阳均衡"的状态，所以，适时的

"风"主"长养"万物，也就是说，适时的"风"可以促进万物生长。同时，也正因为"风"的"靠近原点"的特性，所以晃晃就可能出现"负值"而晃晃又是"正值"。这完全取决于其中"阴"与"阳"的配比。"偏阴多"，"风"性就容易偏"寒凉"，就容易出现以"封闭"为特性的症状；而当"阳偏多"，"风"性就容易偏"温热"，入侵太阳腠理就容易出现以"开泄"为特性的症状，而其他部位还是容易出现以"封闭"为特性的症状。所以，总体来说，"风性疏泄"并不是常态，而是有先决条件才能出现的特性。所以说，"风"的特性中还是"封闭"更为多见。更全面细致的论述请参看《风》篇。

《素问·阴阳应象大论》中说："东方生风，风生木，木生酸，酸生肝，肝生筋，筋生心，肝主目。其在天为玄，在人为道，在地为化。化生五味，道生智，玄生神，神在天为风，在地为木，在体为筋，在脏为肝……"

从这里的经文中，大家可以看出什么来？

"风"，是气，是一种特殊的"气"。"风"与"肝木"本是"同气"，是同根同源的东西。所以，当人在感冒"风邪"的时候，这种"风邪"对"肝阳、肝气"就是一种"补"，因此会导致"肝气"的亢盛。而肝主疏泄，肝气的亢盛必然会导致以下两种局面：

其一，"疏泄"得太过，表现为"畏风、怕冷、自汗出"等症状。

其二，"封闭"得太过，表现为类似于"受寒"的症状。

这两种情况具体会出现哪种主要由所受"风邪"的寒热属性决定。注意，这里是说的是"风邪"。如果所受之"风邪"偏阴性，则多出现"风性封闭"的表现；当所受"风邪"偏阳性，则多出现"疏泄太过"的表现。当然，这只是大体如此。毕竟，受邪的过程是一个繁杂的生理病理发展的过程，会受到很多方面的影响。所以，仲景在讨论"伤寒"的时候也只是把"中风"和"伤寒"同时并列提出，从其行文中可以看出，症状在很多时候是无法完全分割出"究竟是'受风'还是'伤寒'"的，因为"风性有两种表现"。此外"受风"常常和"受寒"并见，尤其是"受阴属性的风"的时候，"风邪"往往与真正的"寒邪"同时入侵。所以，很多时候是不可能绝对区分出病人究竟是"中风"还是"伤寒"的。

我们再回到上面的分析中来。上面讨论的"表虚不固"的两种情况，其病因都不是"受风"所致。那么当这种感受"风邪"出现"腠理不固"而表现出来"畏风、怕冷、自汗出"的情况应该怎样解决呢？

其实，这就是仲景《伤寒论》中"太阳中风"的表现，仲景是用"桂枝汤"解决的。

后　记

　　本书是《医道宗源》系列的开篇，里面涉及了很多常用的基础知识，所以阐述得比较杂。但是，如果没有这些基础的铺垫，如果还是抱着明清以后的认知，那么后面直接进入经典的阐述的时候就看不明白了。

　　本书开篇用几个真实的案例，从最基础的脉诊运用上来说明中医基础理论中的最细微之处也一样是可以运用到临床的。所以，我们对中医基础理论的"理解和运用"必须要真正找到源头才好。

　　随后，本书逐一展开了一些对这些基础理论综合运用的讨论。这些都是我们自己玩顺手的东西，这里主要想让大家知道，中医基础还可以这么玩儿。

　　我们前面讨论过，肝气有"疏泄"和"防御"两方面的作用。当肝气"疏泄"太过而导致腠理不固的时候，我们可以再调动"肝气""防御"方面的能力来恢复腠理的常态。这个时候，我们可以使用"桂枝汤"。由于肝气的"防御"能力表现太过而导致"腠理"非"受寒性"封闭的时候，我们也可以使用"桂枝汤"来调动"肝气""疏泄"方面的能力以调和腠理。这个方面最典型的应用就是"营卫不和"的时候服用"桂枝汤"。所以，这两种情况下我们都可以使用"桂枝汤"来解决问题，利用的就是"桂枝汤"的双向调节作用。

　　在风和寒两篇中，简单地梳理和阐述了一下"风"与"寒"的属性和内涵，强调了两者在百病发病中的地位和作用，以为后面讨论仲景的《伤寒杂病论》提前打好基础。没有这些基础知识，就很难听得懂后面的论述了。传统的中医基础理论都是一环套一环，环环相扣的，一旦在某处打断，后面的就很难正确接上。所以，大家对这些核心的基础知识必须要认真理解和熟练运用。

随后"经层"的概念、"腠理层"和"太阳经层"的概念更是直接出自于仲景和内经的理法。这些东西是真正理解仲景《伤寒论》的基础，也是临床诊病和治疗的最为基础的基础。所以，在本书中都一并提前详细讨论，为后续各卷打下基础。

其实，在明清以后的中医基础理论中，很多东西都是比较模糊的。除了这里讨论过的"腠理"之外，"三焦"也是一个混乱的存在，我们会在后面具体讨论。

我说过，我不是著名医生，只是个逆旅的闲人。喜欢研究。仅此而已。

本人没什么名头，也没什么噱头，就一不入流的医道玩家。一路从明清，玩儿到汉唐。咀嚼经典，品味阴阳。钦服圣人之语，当真无话可说。无话可说者，该说的，先圣都已说尽。所以，惟余嗟叹。嗟叹啥？嗟叹圣人之学，以道为基。不入阴阳境，终究是难以明了的。

此外，前面也曾给疾病分级。不知道大家有没有注意。其实，相对于医生来说，疾病就是对手。医生治病，就是在和疾病较量。这个跟下棋是一样的。医生的医力，也是可以分级的。疾病的病势，也是可以分级的。如果你是5级的医力，遇到的是7级的疾病，就没有赢的可能。也是跟下棋一样，不要异想天开地想越级赢棋。可惜，看到的医生，基本都是"上工"级别的，认为自己无病不可以治。却极少看到有3段棋手敢于越级挑战6段棋手的。因为人家有自知之明。中医理论残损之后，自明的中医很少了。学三天中医，就敢谈"上工"如何。中医的医力级数，真正实力到了，就自然能看得比较客观、比较清楚了。咱这么说，只是希望能让更多人能看到，中医，除了当前的官方主流之外，还有《黄帝内经》《伤寒杂病论》这样的汉唐古中医体系，还有不一样的玩儿法。

更多内容，请看《医道宗源》后续分册。

吴作智